脊柱外科手术
操作图解

高梁斌　李危石　主编

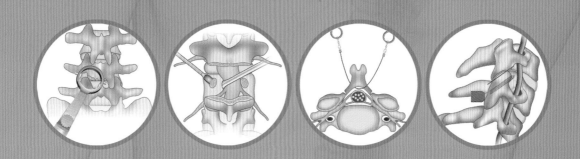

SPM
南方传媒
广东科技出版社
全国优秀出版社
·广州·

图书在版编目（CIP）数据

脊柱外科手术操作图解 / 高梁斌，李危石主编. —广州：广东科技出版社，2023.1
ISBN 978-7-5359-7956-8

Ⅰ. ①脊… Ⅱ. ①高… ②李… Ⅲ. ①脊柱病—外科手术—图解 Ⅳ. ① R681.5-64

中国版本图书馆 CIP 数据核字（2022）第 182508 号

脊柱外科手术操作图解

JIZHU WAIKE SHOUSHU CAOZUO TUJIE

出 版 人：严奉强
责任编辑：黎青青　方　敏
装帧设计：友间文化
责任校对：李云柯　廖婷婷
责任印制：彭海波
出版发行：广东科技出版社
　　　　　（广州市环市东路水荫路11号　邮政编码：510075）
销售热线：020-37607413
http：//www.gdstp.com.cn
E-mail：gdkjbw@nfcb.com.cn
经　　销：广东新华发行集团股份有限公司
印　　刷：广州市彩源印刷有限公司
　　　　　（广州市黄埔区百合3路8号　邮政编码：510700）
规　　格：889 mm×1 194 mm　1/16　印张13.75　字数280千
版　　次：2023年1月第1版
　　　　　2023年1月第1次印刷
定　　价：198.00元

如发现因印装质量问题影响阅读，请与广东科技出版社印制室联系调换（电话：020-37607272）。

主编简介

高梁斌

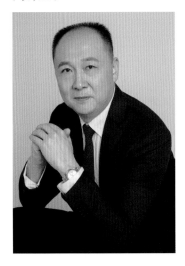

　　教授，主任医师，博士研究生导师。中山大学孙逸仙纪念医院骨科主任，岭南名医。

　　中国医师协会骨科医师分会骨质疏松工作委员会委员，广东省医师协会骨科分会副主任委员，广东省健康管理委员会骨科分会副主任委员。

　　在全球范围率先发现人的脊柱截骨缩短限度。创建了椎骨内挤压式三柱截骨新的手术优化方案和专利器械，并安全应用临床。开展数字模拟和3D打印技术辅助以强直性脊柱炎为主的重度脊柱畸形的矫正。并行颈、胸、腰序贯截骨，最大限度地减少了目前截骨术的并发症及其发生的概率。明显降低了脊柱外科手术大出血和神经损伤的风险。创立了颈椎后路减压并行自体棘突序贯前路椎间融合新术式；开展了颈、胸、腰肿瘤全切后3D打印人工椎体植入技术，利用人工智能行脊椎骨盆粉碎性骨折严重后凸、错位的复位及融合固定等手术，取得良好效果。获得省部级科技进步奖8项。

李危石

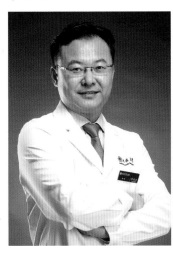

　　教授，主任医师，博士研究生导师。北京大学第三医院骨科主任、脊柱外科主任，骨与关节精准医学教育部工程研究中心主任，科技部中青年科技创新领军人才。

　　中华预防医学会脊柱疾病防控专委会副主任委员兼脊柱退变学组组长，中国医师协会骨科分会委员兼副总干事，中国康复医学会骨质疏松预防与康复专委会副主任委员，中国医药教育协会骨科分会脊柱学组副主任委员，中国医疗保健国际交流促进会骨科分会脊柱学组委员兼秘书，AO脊柱中国教育官。

编委会

谢静波（江西省丰城市人民医院）　　　　　尹景星（广州市增城区人民医院）

曾发林（江西省赣州市赣县区人民医院）　　曾水平（江西省吉安市中心人民医院）

张育锋（广东省汕头市中心医院）　　　　　朱永坚（浙江大学医学院附属第二医院）

编委（按姓氏音序排列）

蔡东岭（广州市番禺区中医院）　　　　　　昌　宏（广东药科大学附属第一医院）

陈嘉裕（广东省梅州市人民医院）　　　　　陈　剑（江西省九江市武宁县中医院）

陈日勇（浙江省丽水市人民医院）　　　　　陈世国（江西省九江市永修县人民医院）

陈维波（浙江省瑞安市中医院）　　　　　　陈小平（江西省抚州市东乡区中医院）

崔文波（广东省东莞市第八人民医院）　　　董俊军（江西省抚州市临川区第一人民医院）

甘　维（浙江省丽水市人民医院）　　　　　郭　亮（重庆医科大学附属大学城医院）

何　磊（浙江省绍兴市人民医院）　　　　　胡宝山（厦门大学附属第一医院）

胡日鹤（广东省清远市中医院）　　　　　　花家香（江西省九江市柴桑区人民医院）

黄　波（江西省九江学院附属医院）　　　　黄宏伟（广东省阳江市人民医院）

黄坚辉（广东省茂名市人民医院）　　　　　黄民锋（广西中医药大学附属瑞康医院）

黄三明（江西省赣州市宁都县人民医院）　　黄勇全（江西省萍乡市人民医院）

黄志雄（广东省茂名市中医院）　　　　　　姬广林（赣南医学院第一附属医院）

贾叙锋（四川省简阳市人民医院）　　　　　焦伟杰（广西梧州市苍梧县人民医院）

柯绍强（广东省阳春市人民医院）　　　　　劳贵昌（广西钦州市第一人民医院）

雷　军（江西省抚州市临川区第二人民医院）李　波（中山大学孙逸仙纪念医院）

李朝阳（江西省抚州市东乡区人民医院）　　黎全猛（广东省肇庆市怀集县人民医院）

李裕国（江西省宜春市上高县人民医院）　　梁立升（桂林医学院第二附属医院）

梁　宇（广西南宁市第二人民医院）　　　　廖章渝（江西省赣州市南康中医院）

刘丙东（广东省韶关市曲江区人民医院）　　刘长志（江西省吉安市吉水县人民医院）

刘建建（江西省吉安市中心人民医院）　　　刘利涛（海南省海口市中医医院）

刘晓野（广东省肇庆市高要区中医院）　　　吕　根（江西省景德镇市第三人民医院）

吕浩然（广州医科大学附属第五医院）　　　罗世兴（广西北海市人民医院）

3

毛泽江（江西省抚州市中医院）　　　　　蒙　德（广西贵港市平南县第二人民医院）

缪伟炜（浙江省温州市苍南县中医院）　　彭小勇（江西省抚州市南城县人民医院）

邱雪立（广东省汕头市中心医院）　　　　饶伟群（江西省抚州市东乡区人民医院）

任永安（四川省成都市第一人民医院）　　粟玉斌（桂林医学院第二附属医院）

田大胜（安徽医科大学第二附属医院）　　王　振（广州市增城区人民医院）

吴　乐（江西省抚州市东乡区人民医院）　武　宁（江西省赣州市中医院）

吴容见（广西梧州市藤县人民医院）　　　吴正文（江西省抚州市临川区第一人民医院）

向文东（广东省珠海市中西医结合医院）　谢　垒（浙江省绍兴第二医院）

徐建军（浙江省丽水市人民医院）　　　　徐　力（广东省湛江中心人民医院）

鄢义云（江西省丰城市人民医院）　　　　杨朝华（广东省肇庆市高要区人民医院）

杨健胜（广东省开平市中心医院）　　　　杨　扬（江西省吉安市新干县中医院）

杨志武（江西省赣州市南康区中医院）　　叶松林（广东省茂名市中医院）

于凤宾（中国人民解放军第九八医院）　　余念祖（南昌大学第一附属医院）

占自春（江西省九江市永修县人民医院）　张惠城（广东省梅州市人民医院）

张景生（浙江省台州市中心医院）　　　　张效鹏（江西省抚州市黎川县中医院）

张　艺（广东省高州市中医院）　　　　　郑崇武（浙江省丽水市人民医院）

钟伟洋（重庆医科大学附属第一医院）　　周宗波（海南省海口市中医医院）

周明客（浙江省温州市苍南县中医院）　　周　宇（江西省吉安市安福县中医院）

邹　璇（江西省景德镇市第二人民医院）

绘图：唐　勇（中山大学孙逸仙纪念医院）

秘书：胡旭民（中山大学孙逸仙纪念医院）

中山大学孙逸仙纪念医院是我国西医学和西医教育的发源地，创建于1835年，至今已有188年历史。1951年，医院正式成立骨外科。在奠基人邝公道、何天琪、钟世磐教授的引领下，逸仙骨科秉承"博爱，崇德，求精，奋进"的院训精神，一直致力于打造行业技术创新中心，推动医学研究和临床救治方案相结合，填补相关领域空白。

近年来，科学技术不断发展，脊柱、脊髓领域的新技术、新理念层出不穷，临床基础研究也取得了巨大进步，尤其是在微创手术、智能诊疗及精准诊治的软硬件方面。作为医生，如何利用创新服务临床，辨识有效创新，规范新技术使用，不盲目追风是难点也是重点。

《脊柱外科手术操作图解》侧重于展现临床实际问题的解决方法，同时表达作者对创新和传统的理解。作者希望用大量原创图片，简明扼要的文字，努力将经典手术精确化，传统手术现代化，创新手术规范化，疑难手术简单化及人工手术智能化。阅读此书有利于年轻医生在短时间内了解手术操作的原则和细节，对高年资医生而言也是一个学习前沿技术及诀窍的平台。

本书作者们倾注了大量心血和时间，把行业及我院骨科的宝贵经验分享给广大读者。在此，热烈祝贺本书的顺利出版。也希望同行提出宝贵意见，共同推动脊柱外科技术的进步。

中国科学院院士

中山大学孙逸仙纪念医院院长

宋尔卫

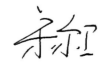

近年来脊柱外科的迅猛发展有目共睹，许多高难度的脊柱外科手术，如"折叠人"的矫正、极重度脊柱侧弯的矫形、脊柱骨盆肿瘤的整块切除与重建等，得以开展和推广；这些手术极大吸引了年轻脊柱外科医生的眼球，但不积跬步，无以至千里，高难度术式和创新术式往往是若干经典术式和个别关键技术的有机结合，其开展也都依赖于经典手术的临床积累。

脊柱外科手术技术领域的专著数不胜数，其中不乏经典著作，但作者仍然决定写这本书，主要考虑以下几点：首先，即使是经典手术，也会随着脊柱外科理念、技术、器械和配套设备的进步而不断演化，纸质图书的内容同样需要不断丰富和完善，因此我们汇集了目前国内脊柱外科领域长期从事临床工作、以临床见著的专家，这些专家是也我国脊柱外科进步的见证者、参与者，即便是传统、经典的术式都会有他们自己的经验和见解，能够保证图书内容贴近临床实际。其次，本书收集的除了传统的、经典的术式，也有近年热度很高的并经历了实践考验的新术式。作者在编著过程中也参考了大量的书籍和论文，能够保证图书内容与时俱进。此外，本书的一大亮点是采用了大量的原创高清彩图直观体现手术操作细节。这些彩图是作者长期的临床实际操作体会，并亲自采用Adobe illustrator绘制凝练而成。对于手术细节的表达非常直观，一目了然。

过去的20年正是我国脊柱外科技术发展日新月异的时期，把这些脊柱外科相关知识收集成册是非常有意义的。篇幅有限，水平有限，本书更侧重通过手术图解展示手术操作的细节，而非用过多的文字讨论手术的优劣性，主要为青年医生的成长提供帮助和思考，也可供同行参考，希望能够抛砖引玉，敬请各位同道不吝指正。

第三章
胸椎技术

第四章
腰椎技术

01

CHAPTER
第一章
脊柱内固定基础技术

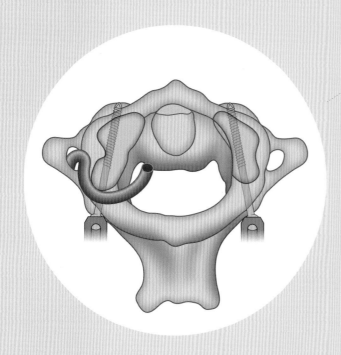

第一节

寰椎椎弓根螺钉

一、概述

第一颈椎（C_1）侧块螺钉技术由Goel和Laheri于1994年提出。2002年有学者进一步将其改良，提出了经寰椎椎弓根（实为后弓）螺钉技术。目前，置入C_1螺钉的基本技术根据进钉点的不同分为两种：①侧块螺钉技术，进钉点设计在后弓下方侧块的中心，钉道贯穿寰椎侧块，即常规的寰椎侧块螺钉技术；②椎弓根螺钉技术，进钉点设计在寰椎后弓，钉道贯穿寰椎后弓和侧块，即寰椎"椎弓根"螺钉技术。

（一）适应证

寰椎骨折，侧块分离；寰枢椎脱位，保守治疗失败或有禁忌证不适宜保守治疗者；陈旧性齿突骨折或不愈合；枢椎肿瘤、寰枢椎后路减压术后等需要行寰枢椎固定、融合的情况。

（二）禁忌证

在侧块受损或者无法保证侧块螺钉安全及有效性的情况下不宜行寰椎椎弓根螺钉固定，包括：①寰椎侧块骨折；②严重的侵蚀导致骨性结构不能被有效辨认（如类风湿关节炎）。其他禁忌证包括活动性感染、全身情况不良致不能耐受手术等。

二、操作步骤

（一）麻醉

寰枢椎不稳的患者建议在清醒状态下行纤维支气管镜（简称纤支镜）下气管插管全麻。

（二）体位

患者俯卧于Jackson手术床上并保持腹部不受压。将患者的头部固定在可透视的头架上。用手术巾将患者的手臂卷起并固定于身体两侧。在X线透视下，将患者的头部固定在轻度屈曲位，同时尽量兼顾C_1与C_2手术操作的最佳入路和术中可能需要的复位操作。手术需要进行枕颈后部的备皮，备皮范围和切口大小根据手术需要的暴露范围而定，可从枕骨结节一直延续到胸椎上部。如果计划在术中行自体骨植入，那么髂后上棘部位同样需要消毒并且做好术中准备工作。

（三）显露

可以在体表触及的骨性标记物包括枕骨结节和C_2椎体棘突。C_1椎体的后环在体表无法被触及。手术采取后正中切口。利用颈后中缝切口可以减少切割肌肉导致的额外出血。C_2椎体棘突是上颈椎最突出的棘突，末端分叉，在术中可以最早被确认。后方半棘肌在C_2椎体棘突上的附着点需要小心保留。显露C_1后环时，需要谨慎地从正中线向两侧剥离而使其暴露。由于椎动脉会在后弓的上缘外侧走行至C_1的侧块，并在侧块旁进入横突孔并向下延续。所以禁止在C_1后弓上缘距中线1.5 cm以外处进行剥离。15%的人的寰椎后桥遮盖在椎动脉沟上方，形成弧形孔。此处解剖变异需要小心地与宽的寰椎后弓进行区别。如果将寰椎后桥作为螺钉置入的起始骨性标志，就会增加螺钉损伤椎动脉的风险。

（四）仪器/设备/植入物

使用双极止血电刀进行术中止血。一些用凝血酶浸泡过的海绵或者凝血材料都可以使出血的C_2神经根周围静脉丛有效止血。C_1椎体的侧块或椎弓根螺钉的置入需要直径1～2 mm的高速磨钻，并在钻至合适的深度时停止，再置入直径3.5 mm/4.0 mm的万向螺钉。

（五）螺钉植入

1. 确认进钉点

C_1椎体的侧块剥离使用Penfield剥离子，在C_1环后方下2～3 mm、中线外侧2～3 cm处进行钝性分离。螺钉进钉点约在C_1椎体的侧块冠状平面的中点，此点是侧块平面上最突出、最明显的一点。对于一些后弓足够厚的患者，可考虑经后弓行椎弓根螺钉置入，以寰椎后结节旁开20 mm与后弓的后下缘的交点为进钉点（进钉点应个体化调整），可以将神经剥离子探及椎弓根下缘和椎管外侧壁作为旁开的参考（图1-1-1至图1-1-4）。在术者尝试使用后弓入路时，必须确认后弓有足够大的空间，且尺寸足够大，否则此入路容易损伤椎动脉。

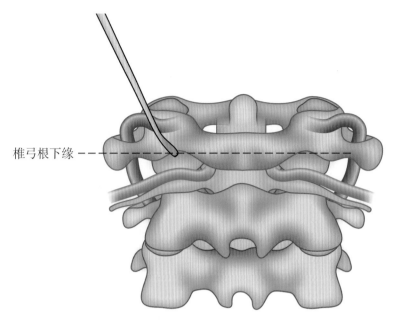

椎弓根下缘

图1-1-1　用Penfield剥离子探查椎弓根下缘

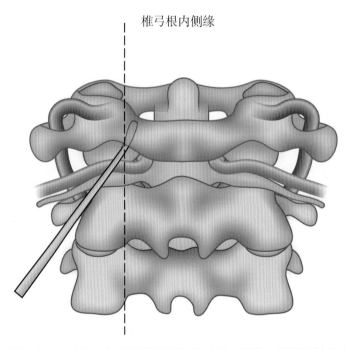

椎弓根内侧缘

图1-1- 2　用Penfield剥离子探查椎弓根内侧缘（椎管外侧缘）

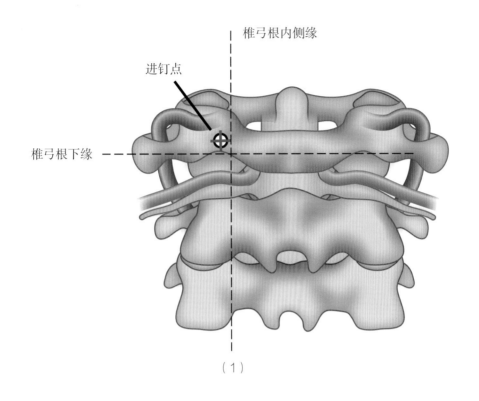

椎弓根内侧缘

进钉点

椎弓根下缘

（1）

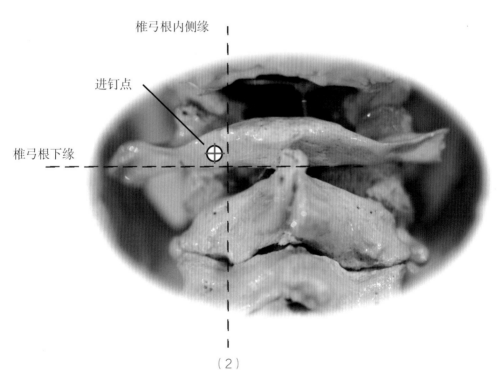

椎弓根内侧缘

进钉点

椎弓根下缘

（2）

图1-1-3　寰椎椎弓根螺钉置钉的进钉点

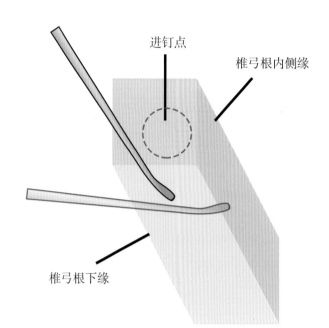

图1-1-4　通过探查椎弓根下缘和内侧缘，来探查椎弓根
　　　　　的方位并确定进钉点

2. 置入螺钉

于进钉起始点灼烧以形成一个长1～2 mm的烧痕。螺钉置入的方向轻度偏内5°～10°，平行于后弓的矢状面（图1-1-5、图1-1-6）。将一个2号Penfield神经剥离子置于C_1侧块的内侧用于保护脊髓，一个小号Penfield神经剥离子或者类似的工具置于侧块的外侧用于保护椎动脉。这些牵开器同样可以将C_2神经根推向后方，保证神经根的安全；如行椎弓根螺钉置入，则无须采用类似操作。用磨钻在起始点沿进钉轨迹钻入1 cm，然后用前后位和侧位X线透视确定通道的方向。虽然一些作者提倡双皮质固定，但是本文作者仍然建议按常规方法进行单皮质固定，因为这样可以减少损伤前方结构（如颈内动脉和舌下神经）的风险。一个测深器用于探测轨迹，测量深度。对这个孔进行攻丝，然后置入一个直径为3.5 mm的万向螺钉。螺钉长度为22～28 mm，应个体化选择。置入侧块螺钉时，进钉点以外留有8～10 mm螺钉长度，以使得连接棒更容易固定C_1～C_2，同时避免了置入螺钉对C_2神经根的刺激。

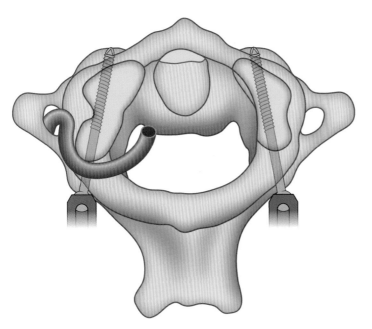

图1-1-5　寰椎椎弓根螺钉置入的方向轻度偏内5°～10°

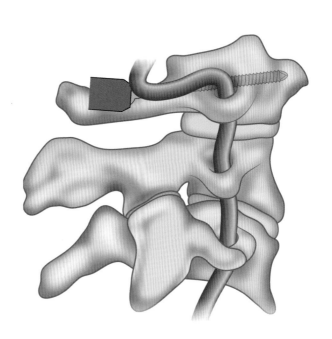

图1-1-6　寰椎椎弓根螺钉置入的位置在平行于后弓矢状面的矢状位上

三、注意事项

根据进钉点位置和方向的不同，目前置入C_1螺钉的基本技术分为两种，共包括三种置钉方式：①侧块螺钉技术，进钉点设计在后弓下方侧块的中心，钉道贯穿寰椎侧块，即常规的寰椎侧块螺钉技术；其中根据进钉点方向不同，大致可分为两种置钉方式（图1-1-7、图1-1-8）。②椎弓根螺钉技术，进钉点设计在寰椎后弓，钉道贯穿寰椎后弓和侧块，即寰椎椎弓根螺钉技术（图1-1-9）。

如图1-1-10所示为一例采用寰椎椎弓根螺钉固定的病例。手术并发症风险及注意事项如下。

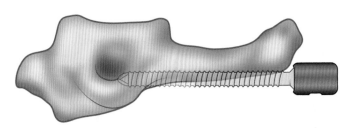

图1-1-7　寰椎侧块螺钉示意图之一——螺钉平行于寰椎后弓

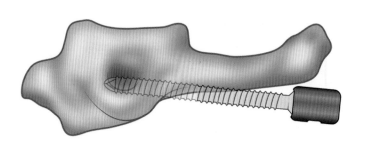

图1-1-8　寰椎侧块螺钉示意图之二——加大头倾角，使螺钉更易进入侧块几何中心

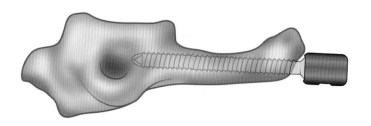

图1-1-9　寰椎椎弓根螺钉示意图

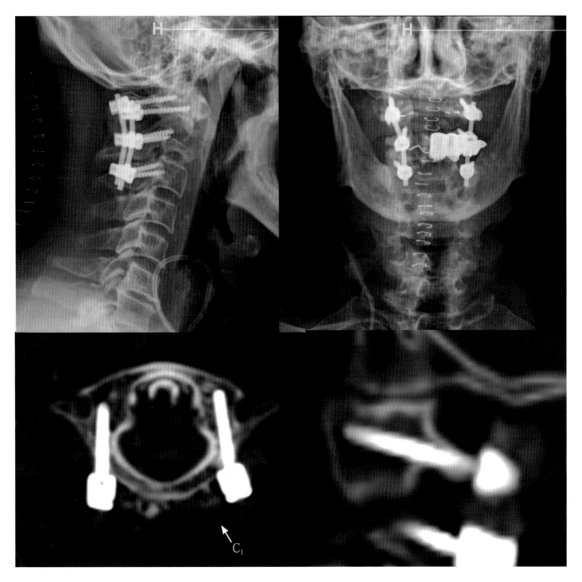

图1-1-10　寰枢椎病灶的患者行后路内固定术，采用寰椎
椎弓根螺钉置钉方式

　　C_1内固定术最危险的并发症是椎动脉损伤和脊髓损伤。正如前文所提及的，禁止在C_1后弓上缘距中线1.5 cm以外处进行剥离。

　　寰椎后桥容易被错认为是宽的寰椎后弓，进而导致椎动脉损伤。椎动脉的弧形孔可以在术前的侧位X线或者CT的矢状面重建而被确认。在术前的CT矢状面重建上，寰椎后弓在椎动脉沟下的厚度需要被准确测量。在C_1、C_2侧块之间有很多神经周围静脉丛，对其使用双极电凝治疗，并在必要时配合止血材料，可以有效止血。在C_1环下部的入路可以避免此静脉丛，但这种入路需要C_1环足够厚，不然容易导致椎动脉损伤。

将C_2神经根向下牵开少许可以避免其损伤，虽然横断性损伤仍然存在。根据经验，术后并不一定会出现枕部的麻木。使用近端光滑的螺钉可以减轻术后的神经根刺激症状。前方结构（如颈内动脉和舌下神经）的损伤通常是由前方皮质穿透导致的。可以通过避免双侧皮质固定来减少这种损伤。

第二节

枢椎椎弓根螺钉

一、概述

（一）适应证

各种需要行涉及C_2的融合手术，包括$C_1 \sim C_2$融合、枕颈融合、C_2与下颈椎融合等。需要进行C_2融合手术的病理情况多种多样，包括外伤（如齿突骨折、Ⅲ型hangman骨折、不稳定型Jefferson骨折、寰椎横韧带损伤）、风湿病、感染、肿瘤、退行性病变。由于上述疾病将导致颈椎失稳、神经系统损害和/或疼痛，因此需要行融合手术。目前C_2内固定方式包括C_2椎弓根螺钉、C_2峡部螺钉和C_2椎板螺钉。通常使用万向螺钉，因为它们比其他下颈椎螺钉更容易在枕部、C_1处安装连接棒。

（二）禁忌证

当骨性或血管解剖妨碍C_2螺钉的放置时，无论是单侧还是双侧，C_2置钉都是被禁止的。异常骨性解剖的原因可能是先天性的、病理性的（如感染或肿瘤）、外伤性的或医源性的。术前仔细观察影像学资料非常重要，包括X线片、CT和MRI，以确保骨性解剖符合C_2螺钉要求。CT对骨性解剖最有帮助。在严重的骨质疏松症、感染或肿瘤的病例中，较差的骨质质量可能影响C_2螺钉的置入。当骨性解剖不容许置钉和/或骨质质量不佳时，通常需要将融合节段向上延长（即向上至C_1和/或枕部）或向下延长（即向下至下颈椎）。

椎动脉经过C_2椎体出现的解剖异常也可以作为C_2螺钉内固定的禁忌证。在C_2水平面上，椎动脉在椎动脉沟内向上外侧45°，经C_2横突孔向上延长至C_1横突孔并穿出。椎动脉沟的下侧面是开放的，C_2侧块、峡部和椎弓根构成椎动脉沟的上、中边界。异常侧或优势侧的椎动脉会侵蚀或改变椎动脉沟的骨性结构，导致剩余骨性结构可用于安全放置C_2峡部螺钉和椎弓根螺钉的空间更少。

虽然异常的椎动脉解剖结构可能增加并发症的发生率，但是C_2螺钉置入导致椎动脉损伤的发生率依然较低。尽管如此，仔细研究术前CT，以明确C_2双侧峡部或椎弓根是否可以置入螺钉还是非常必要的。当椎动脉结构异常导致无法置入C_2峡部螺钉或椎弓根钉时，可以选择C_2椎板螺钉内固定。

（三）替代的固定方式

当C_2内固定因骨性结构或椎动脉解剖结构异常而无法施行时，通常需要向上延长（例如延长固定到C_1节段）、向下延长（例如延长固定到C_3节段或以下）或同时上下延长内固定节段。如果C_2椎板完整，那么C_2椎板螺钉或椎板下钢丝捆扎也是可以考虑的手术方式。C_2椎板下钢丝捆扎技术（例如Gallie技术和Brooks技术）历史悠久，目前大多已经被其他几种C_2螺钉内固定技术取代。虽然生物力学研究表明，施行现代螺钉内固定技术的结构较椎板下钢丝捆扎技术在屈曲、伸展和旋转活动中有更好的稳定性，但钢丝捆扎也不失为一种选择。另外，内固定可以辅以Halo架外固定或直接用Halo架替代内固定。Halo架固定被用于上颈椎创伤治疗，包括Ⅱ型hangman骨折和齿突骨折。尽管成年患者难以忍受Halo架，然而研究表明，Halo架联合C_1~C_2内固定融合有更好的疗效。

二、操作步骤

（一）麻醉

对于寰枢椎失稳的患者，建议清醒状态时在支气管纤维镜下插管。接受C_2内固定融合术的患者均应使用躯体感觉诱发电位和运动诱发电位进行监测。应用监测导联连接并在气管插管前获取基线值；在插管后摆体位前第二次获取电位数值；摆好体位后，在术中再间歇性获取电位数值。手术过程中术者必须与神经监测技师持续沟通，有任何偏离基线的神经生理改变，神经监测技师均应及时发现并告知术者。

（二）体位

全麻处理后，患者取俯卧位，术者使用Mayfield 3钉头架固定患者头部，且Mayfield头架与手术床必须保证连接牢固，保持患者颈部位置居中并且下巴轻微含胸。将手术床调整成轻微的Trendelenburg折叠体位，这样可以保证颈椎与地面相对水平。将6～7 cm宽的布胶带通过肘部拉肩，通过肘部的持续牵引不仅可以提高下颈椎侧位透视片的可视性，还可以增加颈部皮肤和软组织张力，有利于颈后入路的实施。如果需要置入C_1侧块螺钉，那么可将手术床旋转180°，使手术床头尾调换，从而令头部远离麻醉机以提高术中影像引导质量。如果不需要融合C_1（例如C_2与下颈椎融合手术），可以依靠解剖标记为C_2和颈椎侧块螺钉定位而不需要反复透视，还可避免旋转手术床180°。在准备和铺巾之前，重要的是确保患者在手术床上处于正中位置，头部相对于身体垂直向上，以防止颈椎过度旋转或弯曲。将患者的头发剃至枕后正中处（如果是行枕颈融合术，则要剃得更高），以便充分暴露术区。

（三）显露

下述显露技术适用于C_1～C_2融合手术。首先，对颈、枕后区和髂后嵴（如果需要自体髂骨植骨融合）进行消毒准备和铺巾。上颈椎作中线切口。依据手术的范围，切口向上或向下延伸。用电刀分离皮下组织、韧带，向下延长到C_1后弓和C_2棘突。电刀沿C_2棘突向下，分离C_2椎板和侧块上、中部附近和C_1后弓的下侧面的骨膜。分离至离中线较远、靠近C_1侧块时，使用4号Penfield剥离子钝性分离骨膜，并用0.75 cm×0.75 cm大小的脑棉保护，避免损伤C_1后弓下方的C_2神经根周围静脉丛和C_1后弓上方的椎动脉。用4号Penfield剥离子钝性分离骨膜以暴露并确定C_2峡部中点边界（例如为了置入C_2椎弓根螺钉和峡部螺钉）。术中透视以确定颈椎节段并评估颈椎的排列情况。

暴露过程中的明显出血来源于两个部位。一个是椎动脉沿着C_1后弓的上表面延伸，直到穿过寰枕膜。这种情况下，在C_1后弓的中线外侧1.5 cm以上，特别是C_1后弓上缘的分离，容易损伤椎动脉。另一个更常见的出血来源是环绕C_2神经根的大静脉丛，它位于C_1～C_2椎体，就在C_1侧块和C_1～C_2关节后方。如果遇到静脉丛出血，止血的最好方法就是用浸过凝血酶的无菌可吸收明胶海绵填塞这个部位。

（四）仪器/设备/植入物

所需要的器械和植入物在一定程度上取决于所实施的手术（例如枕颈融合术与C_2/下颈椎融合术）。在放置C_2峡部、椎弓根或椎板螺钉时，需使用以下工具：一个高速磨钻、一个直径为1～2 mm的钻头、一个4号Penfield剥离子、丝攻、带球头的探针和万向螺钉。因为术前影像和解剖标志都可用于指导C$_2$螺钉的放置，所以术中可不透视，除非需要放置C$_1$侧块螺钉。

（五）螺钉植入

2001年，Harms和Melcher首次报道将C$_2$椎弓根螺钉应用于C$_1$～C$_2$钉棒内固定，自此之后，产生了使用C$_2$峡部螺钉还是椎弓根螺钉的争论。这种疑惑来源于C$_2$椎体的特殊解剖结构。在C$_2$椎体中，椎弓根和峡部的边界难以明确区分。根据定义，C$_2$椎弓根是连接椎体和后部结构的骨骼，C$_2$椎弓根位于C$_2$峡部前方，C$_2$峡部是连接C$_2$椎上、下关节突的骨骼。

C$_2$椎弓根螺钉实际上是通过峡部放置的。正如Harms和Melcher所述，C$_2$椎弓根螺钉的入钉点位于峡部表面内上象限。可用4号Penfield剥离子触及峡部（椎弓根）内侧边界和上界，并可在直视下确定椎弓根的进钉点（图1-2-1至图1-2-4）。用直径为2 mm的高速磨钻构建入钉点。然后用磨钻为C$_2$椎弓根螺钉创建钉道。钻头头偏20°，内倾20°经入钉点通过峡部和椎弓根到达椎体侧面（图1-2-5、图1-2-6）。可用4号Penfield剥离子触及峡部（椎弓根）内侧边界，以此引导螺钉置入并防止内侧皮质破裂侵入椎管内。用球头探针确认钉道完好且无骨质破损。钉道攻丝并再次探查满意后，沿钉道置入直径为3.5 mm的万向螺钉（长度一般为20～22 mm）。椎弓根螺钉已被证明能比峡部螺钉和椎板螺钉有更强的固定作用。

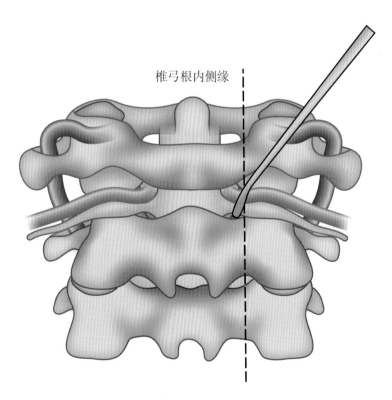

椎弓根内侧缘

图1-2-1 4号Penfield剥离子探查椎弓根内缘（椎管外侧缘）

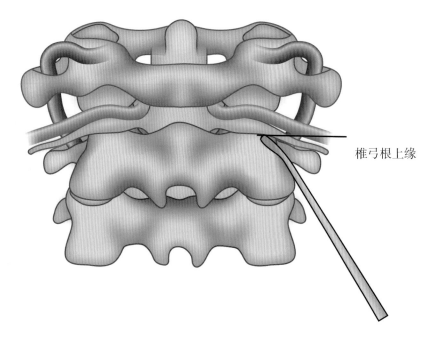

图1-2-2　4号Penfield剥离子探查椎弓根上缘

椎弓根上缘

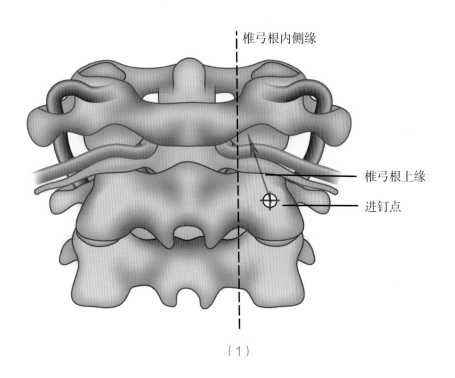

椎弓根内侧缘

椎弓根上缘

进钉点

（1）

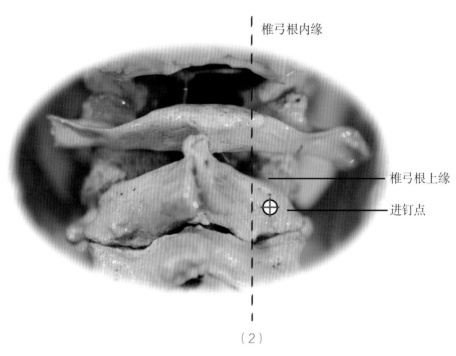

椎弓根内缘

椎弓根上缘

进钉点

（2）

图1-2-3　枢椎椎弓根进钉点的位置

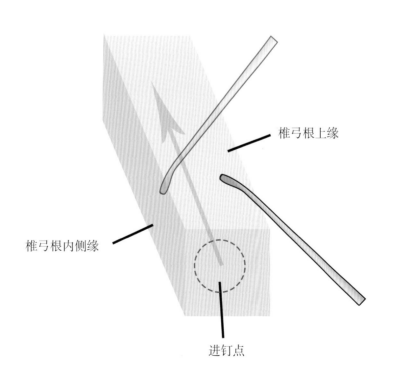

椎弓根上缘

椎弓根内侧缘

进钉点

图1-2-4　通过探查椎弓根上缘和内缘来确定椎弓根的方位，进而达
　　　　　到直视下完成置钉

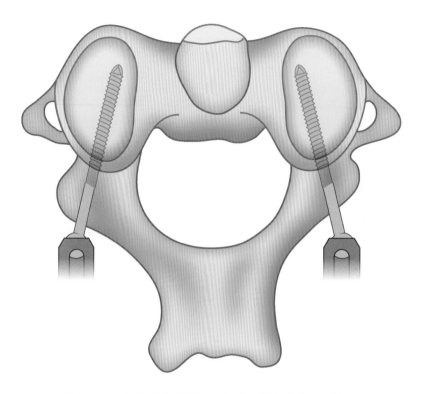

图1-2-5 枢椎椎弓根螺钉置钉的头倾角度（正视图）

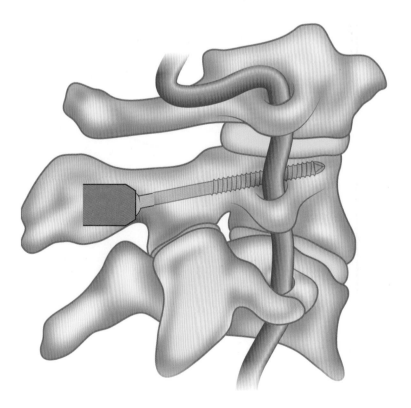

图1-2-6 枢椎椎弓根螺钉置钉的头倾角度（侧视图）

C_2峡部螺钉入钉点在C_2椎弓根螺钉入钉点的下方，近C_2～C_3关节突关节。使用直径为2 mm的高速磨钻构筑入钉点。用磨钻构建C_2的峡部螺钉上钉道，钉道的方向沿着峡部倾斜，内倾5°～10°和头偏40°～50°。用4号Penfield剥离子探查峡部内侧壁，以引导钻头方向，防止内侧皮质裂口。用球头探子探查钉道骨壁有无破损。钉道攻丝并重新探测满意后，沿钉道将直径为3.5 mm的万向螺杆置入钉道内。螺钉经入钉点进入峡部并保持在峡部内。它的起点和轨迹与C_1～C_2经关节螺钉相似，但行进长度相对较短一些（通常为16～18 mm）。这个长度的螺钉止于椎动脉沟和横突孔之外，可最大限度地降低椎动脉损伤的风险。术前CT成像可以确定C_2峡部螺钉的最大可能长度。

作为术前计划的一部分，获取和检查颈椎CT和MRI图像是很重要的，其可以确保在患者的C_2两侧的椎弓根和峡部具有足够的尺寸。将螺钉放置在优势侧或异常侧椎动脉的同侧会导致椎动脉损伤。如果构筑钉道、开口或置入螺钉位置在侧块下外侧，那么将极有可能损伤椎动脉。

如图1-2-7所示为一例采用枢椎椎弓根螺钉内固定的病例。

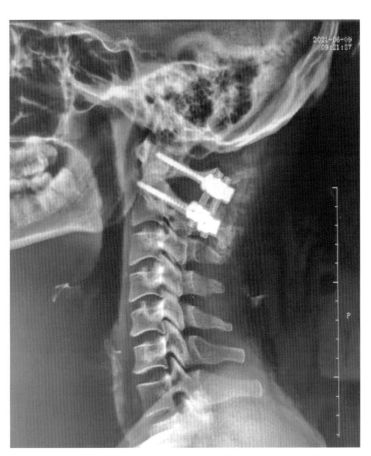

图1-2-7　枢椎齿突骨折患者，行后路寰枢椎内固定，枢椎采用椎弓根螺钉技术

三、注意事项

C_2内固定手术具有一定的技术难度。然而，术前、术中步骤严谨可以使并发症风险最小化。首先，回顾术前的CT和MRI扫描，识别异常的椎动脉解剖是很重要的。在C_2螺钉置入前，术者必须了解椎动脉的解剖结构，以减少损伤的风险。其次，沿着C_2椎板侧面仔细进行钝性解剖也很重要。这将降低侵犯C_2神经根周围大静脉丛引起的出血风险。否则，这个静脉丛损伤会导致大出血，进而使C_2椎板结构不清楚，导致C_2螺钉置入更困难。双极烧灼的静脉丛止血通常是不正确的止血方式，实际上这会使出血更严重。围绕在C_2神经根周围的静脉丛出血最好用凝血酶浸泡过的无菌可吸收明胶海绵填塞该区域，直到充分止血为止。最后，最近的一项生物力学研究表明，如果在尝试放置C_2椎弓根或峡部螺钉时，内侧皮质出现裂口或螺钉放置失败，则应使用C_2椎板螺钉。在该研究中，C_2椎弓根螺钉和C_2椎板螺钉在生物力学上都优于C_2峡部螺钉。

第三节

下颈椎侧块螺钉

一、概述

（一）适应证

对于几乎所有需要后路固定或重建枕颈、颈椎或颈胸交界的情况都适合选用颈椎侧块螺钉内固定，包括后路损伤、没有严重椎体破坏的前后路损伤，以及由转移性肿瘤、类风湿关节炎或破坏性脊柱关节病引起的非创伤性病变导致的颈椎不稳。

（二）禁忌证

颈椎侧块螺钉固定禁止用于颈椎后部有感染的患者。因外伤、肿瘤、显著的骨质疏松导致的侧块破坏也不适合使用颈椎侧块螺钉。

二、操作步骤

（一）麻醉

对于寰枢椎失稳的患者，建议清醒状态时在支气管纤维镜下插管。拟行经侧块螺钉固定的患者均应使用躯体感觉诱发电位和运动诱发电位进行监测，详情可参考枢椎椎弓根螺钉章节（第一章第二节）。

（二）体位

患者取俯卧位，体位详情可参考枢椎椎弓根螺钉章节（第一章第二节）。

（三）显露

皮肤切口需要比标准棘突连线更长。头段的椎板应该完整显露，注意保护头端节段的关节突和关节囊。沿颈后正中线分离，将椎旁肌肉切开后剥离，完全暴露关节块的外侧边缘，以精准确定螺钉的进钉点。

（四）仪器/设备/植入物

建议使用直径为3.5 mm的螺钉。对于C_3～C_7椎弓根，螺钉的长度一般为14～16 mm。需要行双皮质固定的螺钉长度最长可达18 mm。

（五）螺钉植入

C_3～C_7椎弓根侧块的进钉点在侧块的中心向内、下侧移动2 mm（图1-3-1）。在C_3～C_6节段，应该按照向外侧倾斜25°～35°，向头侧倾斜15°（与关节面平行）的角度在侧块上钻孔（图1-3-2至图1-3-3）。钻孔要使用限深的导向套管钻头，以防止突然钻透对侧皮质。先调整钻头长度为12 mm，然后逐渐延长钻头直至穿透双侧皮质且有落空感。颈椎侧块螺钉使用双皮质固定，可明显提升螺钉抗拔出力（图1-3-4、图1-3-5）。钻孔攻丝后，安放与刚刚穿透双侧皮质的钻头等长的螺钉。在安放连接棒前，将关节面上的软骨去除，并在关节处植入松质骨。

如图1-3-6所示为一例使用颈椎侧块螺钉的病例。

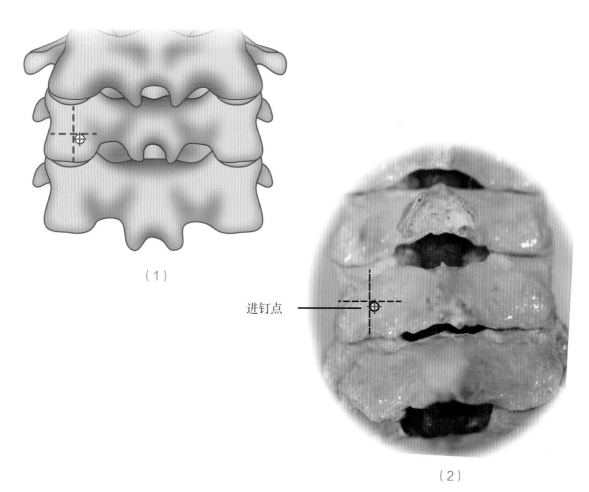

（1）

（2）

进钉点

图1-3-1　颈椎侧块螺钉植入的进钉点

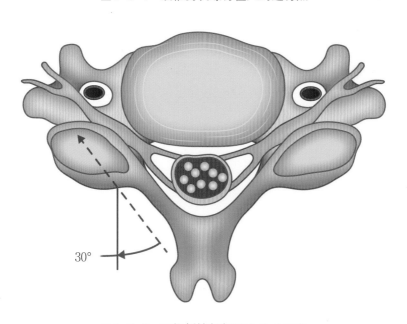

30°

图1-3-2　颈椎侧块螺钉植入的外展角

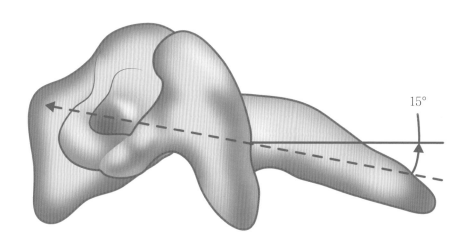

图1-3-3　颈椎侧块螺钉植入的头倾角度，可以棘突角度作为参
　　　　考：相对于棘突增加10°～15°的头倾角

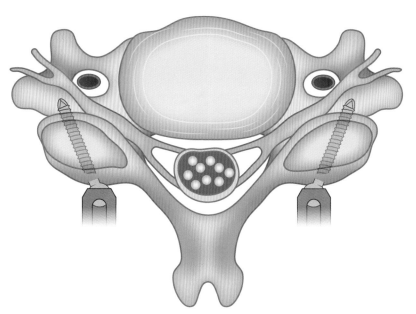

图1-3-4　颈椎侧块螺钉尽可能采用双皮质固定，以获得更
　　　　好的生物力学强度

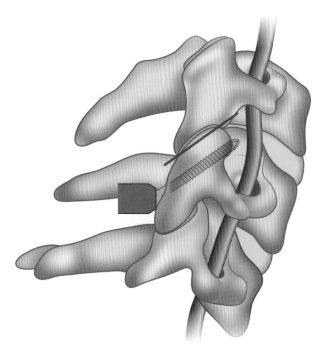

图1-3-5 颈椎侧块螺钉尽可能与关节面平行，以获得更长的置钉长度，获取更强的抗拔出力

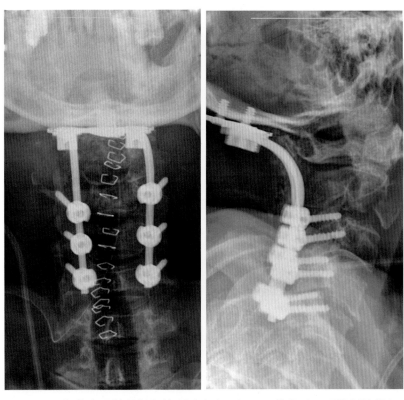

图1-3-6 枢椎病理性骨折行枕颈融合术，C$_3$～C$_5$节段采用颈椎侧块螺钉技术

三、注意事项

颈椎后路钢板螺钉固定术中可能受损伤的区域包括椎动脉、脊髓和神经根。术前可通过CT片仔细辨认椎动脉的位置。神经根位于上关节突的前外侧部分，如果通过侧块的螺丝钉太偏内侧或太偏头侧就有意外损伤神经的可能。

第四节

下颈椎椎弓根螺钉

一、概述

虽然越来越多的脊柱外科医生接受椎弓根螺钉在腰椎和胸椎上的应用，但是出于颈椎神经血管结构特殊的原因，将螺钉置入C_2和C_7之外的颈椎椎弓根仍然被认为是风险很高的操作。然而，生物力学研究揭示了在颈椎固定中椎弓根螺钉比其他内固定方式（包括侧块螺钉内固定）有更优良的生物力学。研究也表明了颈椎椎弓根螺钉在骨—螺钉交界处有显著的低松脱率，在疲劳试验后有更高的生物力学强度。

（一）适应证

对于几乎所有需要后路固定或重建枕颈、颈椎或颈胸交界的情况，颈椎椎弓根螺钉内固定都是适合的。对于固定因外伤所致的颈椎失稳、脱位复位或神经根、脊髓的减压手术来说，椎弓根螺钉都是强有力的工具。而且对于已先行前路颈椎手术的翻修手术也是非常有意义的固定手段。使用颈椎椎弓根螺钉的适应证包括后路损伤、没有严重椎体破坏的前后路损伤，以及由转移性肿瘤、类风湿关节炎或破坏性脊柱关节病引起的非创伤性病变导致的颈椎不稳。有明显的骨质疏松时，椎弓根螺钉固定优势更加明显。颈椎椎弓根螺钉固定过程具有较强的矫正能力，这对于恢复严重脊柱畸形患者颈椎矢状位的生理弯曲度是必要的。因此，使用椎弓根螺钉的潜在适应证还包括下颈椎的退行性病变、脊髓型颈椎病等伴有后凸畸形，以及椎板成形术或椎板切除术后的继发后凸。伴有节段性不稳定的退变性颈椎也可以用椎弓根螺钉内固定术同时进行减压和固定。

（二）禁忌证

椎弓根螺钉固定禁止用于颈椎后部分有感染的患者。有下列情况也不适用椎弓根螺钉的置入：①因外伤、肿瘤、显著的骨质疏松所致的椎弓根破坏；②无椎弓根或椎弓根极小；③椎弓根与矢状位成角的角度太大；④伴有椎动脉异常的椎弓根。

二、操作步骤

（一）麻醉

对于寰枢椎失稳的患者，建议清醒状态下行支气管纤维镜下插管。拟行经椎弓根螺钉的患者均应使用躯体感觉诱发电位和运动诱发电位进行监测，详情可参考枢椎椎弓根螺钉章节（第一章第二节）。

（二）体位

患者取俯卧位，体位详情可参考枢椎椎弓根螺钉章节（第一章第二节）。

（三）显露

皮肤切口需要比标准棘突连线更长。头端的椎板应该完全显露，注意保护头端的关节突和关节囊。沿颈后正中线分离，将椎旁肌肉切开后剥离至外侧，完全暴露关节块的外侧边缘，以精准确定螺钉的进钉点。

（四）仪器/设备/植入物

建议使用直径为3.5 mm的螺钉。对于$C_3 \sim C_7$椎弓根，螺钉的长度一般为20 mm或22 mm。为增加C_2的螺钉稳定性，C_2节段常选用≥24 mm的螺钉长度以穿透椎体前皮层增加C_2的螺钉稳定性。

（五）螺钉植入

$C_3 \sim C_7$椎弓根螺钉的进钉点在关节突的中线稍外侧，毗邻头端椎体下关节突的下缘（图1-4-

1）。然而侧块的形状和大小在每个椎体和每个患者中是不同的，$C_3 \sim C_7$椎弓根的螺钉进钉点在侧块纵向中线稍外侧，越向远端，距离侧块横向中线越远，越靠近上节颈椎的下关节突的下缘，因此术前必须仔细查阅CT片。颈椎上关节突的外侧缘大约在椎弓根水平处有凹痕，这也可作为进钉点的参考，$C_3 \sim C_6$椎弓根进钉点常位于凹痕处，C_7椎弓根进钉点常位于或略高于凹痕处。

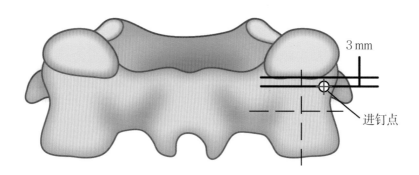

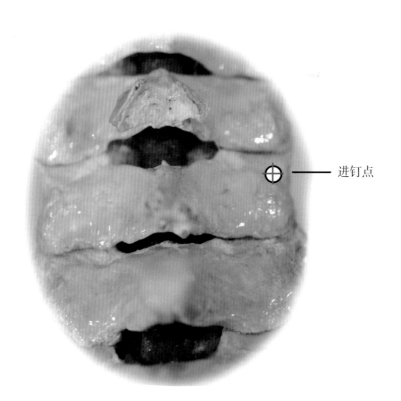

图1-4-1　$C_3 \sim C_7$椎弓根的进钉点在关节突（侧块）的中线稍外侧，毗邻头端椎体下关节突的下缘

　　螺钉进钉点的头尾方向常需要由C臂侧位片确认，螺钉置入在矢状面上角度随着脊柱层数的变化而变化。$C_3 \sim C_5$螺钉在矢状面的角度逐渐增加（图1-4-2）。对于$C_3 \sim C_7$椎弓根，通常在椎弓根横断面呈25°～45°时置入螺钉（图1-4-3）。我们通常使用高速磨钻在螺钉进钉点开凿一个漏斗状孔，进而通过小的刮匙或高速磨钻使漏斗状的孔洞变得更大、更深，术者在大多数情况下可以直接看到椎弓根后部的内侧皮质、椎弓根内腔（图1-4-4）。椎弓根内腔入口方向对应的侧块外侧部分的漏斗状切口可使探查椎弓根的方向和植入螺钉更加自由，更有利于寻找最优的角度。在开路后，用一个小号的椎弓根探针探查椎弓根钉道四壁和底部，丝锥和拧入螺钉一般在C臂侧位透视下进行，以确保合适的置入方向和深度（图1-4-5至图1-4-8）。椎弓根的解剖轴在横断面上通常比植入螺钉的角度更大，沿着椎弓根横断面解剖轴以大角度置入椎弓根螺钉通常比较困难，由于颈椎椎弓根的长度较短，所以螺钉的置入角度可以比椎弓根解剖轴的角度小（图1-4-9）。

　　如图1-4-10所示为一例采用下颈椎椎弓根螺钉固定的病例。

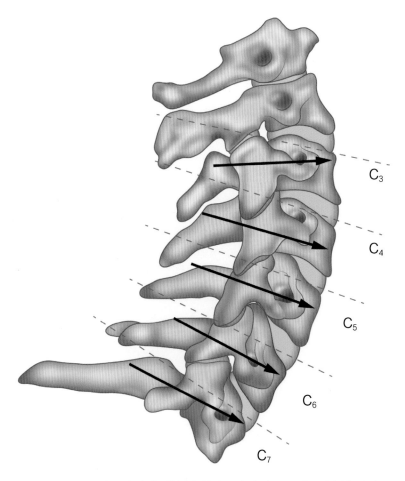

图1-4-2　$C_3 \sim C_7$椎弓根螺钉进钉点的头尾方向常需要由C臂侧位片确认，
螺钉置入在矢状面上角度随着脊柱层数的变化而变化

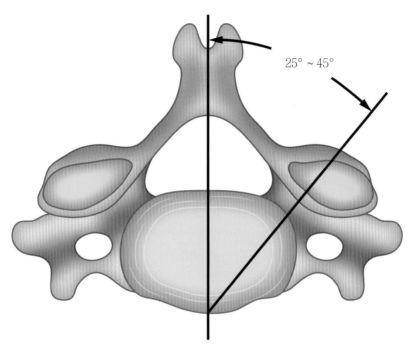

图1-4-3　通常在C$_3$~C$_7$椎弓根螺钉横断面呈25°~45°外展角时置入螺钉

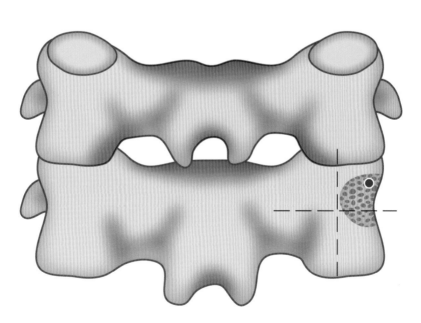

图1-4-4　通常使用高速磨钻在螺钉进钉点开凿一个漏斗状孔，进而通过小的刮匙或高速磨钻使漏斗状的孔洞变得更大、更深，术者常可以直接看到椎弓根后部的内侧皮质和椎弓根内腔

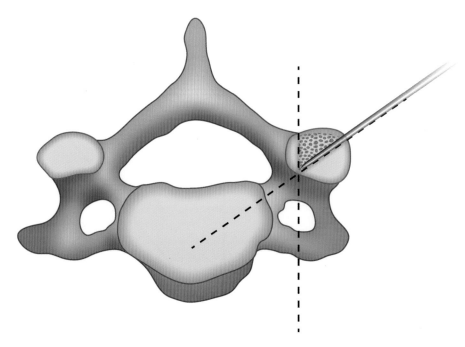

图1-4-5　探查椎弓根外口，以开路锥沿预定的方向在椎弓根内
　　　　　开出置钉路径

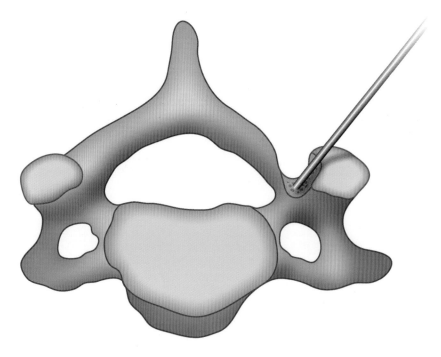

图1-4-6　以椎弓根探针探查椎弓根钉道四壁和底部完整

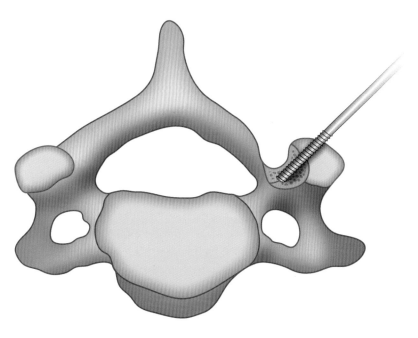

图1-4-7 攻丝，然后再次以椎弓根探针探查椎弓根钉道四壁和底部完整

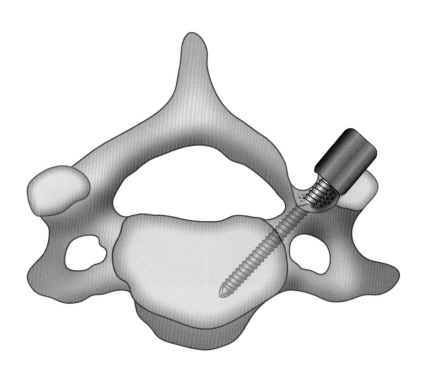

图1-4-8 置入螺钉

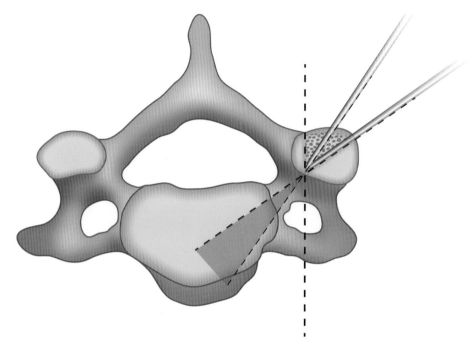

图1-4-9　螺钉的置入角度可以比椎弓根解剖轴的角度小

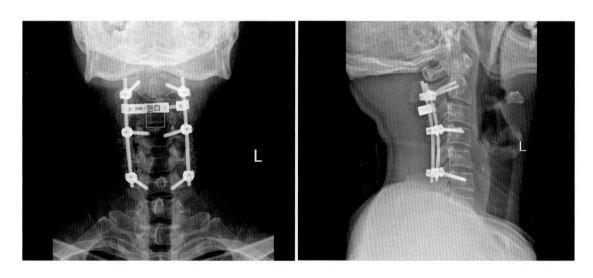

图1-4-10　颈椎管狭窄患者，行后路椎板切除、椎管减压、关节融合术，后路固定采用颈椎椎
　　　　　 弓根螺钉技术

三、注意事项

颈椎椎弓根螺钉固定对于有各种颈椎疾病的患者而言，是重建颈椎稳定性的一种有效方法。然而，术者必须明白颈椎椎弓根螺钉的置入受到椎弓根和椎动脉解剖变异的限制。与颈椎椎弓根螺钉内固定直接相关的可能并发症包括：螺钉头侧或尾侧脱位造成的神经根损伤、椎动脉损伤、螺钉外侧偏移挤压椎动脉引起闭塞，以及椎弓根螺钉内侧偏离造成的硬膜囊损伤或脊髓损伤。医源性椎间孔狭窄常可引起神经根并发症，这与螺钉的置入无直接相关，而往往与颈椎后凸畸形过度矫正有关。

虽然与颈椎椎弓根螺钉有关的并发症不能被完全消除，但是可以通过充足的术前椎弓根影像学习、全面的局部解剖知识和术中严格遵循置钉步骤，使其风险最小化。

第五节

胸椎椎弓根螺钉

一、概述

（一）适应证

在脊柱手术中，使用椎弓根螺钉进行胸椎固定是一项重要且非常有效的技术。胸椎固定有许多选择，如钢丝、椎板/横突钩、椎弓根螺钉等。内固定器械需要根据不同的情况以及不同的手术目的进行选择。影响胸椎内固定方式选择的重要因素包括骨密度、费用、术者经验，以及是否有必要去纠正矢状面和冠状面上存在的畸形。胸椎椎弓根螺钉在畸形矫正、肿瘤术后重建、重建脊柱稳定性（包括外伤及退行性病变导致的脊柱不稳）方面有特殊的价值。在骨密度正常的脊柱中，胸椎椎弓根螺钉相比钢丝、椎板/横突钩具有明显的优势，包括稳定的三柱固定、畸形手术中对畸形脊柱的去旋转、冠状面和矢状面矫正、骨切除后的高效固定。

（二）禁忌证

胸椎椎弓根螺钉需要精准地放置，以避免损伤神经以及大血管。使用胸椎椎弓根固定相对的禁忌证包括硬脊膜扩张症、椎弓根异常狭窄（Lenke D型）。在这些病例中，主要的固定作用落在椎体而非椎弓根的皮质骨边界。此外，若患者存在前柱缺陷、椎弓根骨质溶解或骨丢失等症状，同样不适合进行胸椎椎弓根螺钉固定。

二、操作步骤

（一）麻醉

采用气管内全身麻醉。

（二）体位

患者取俯卧位，双侧上肢抬高至头部两侧，固定于托手板上，以免影响术中透视。

（三）术前计划

术前计划是胸椎手术非常重要的一步。椎弓根的大小和走向，以及后部结构成为替代固定的可用性必须在暴露脊柱前做好评估。术前X线平片和CT扫描对于胸椎固定术前制订计划是十分有帮助的。术中可能涉及使用术中导航、X线透视、CT引导或基于解剖标志的徒手定位。通常情况下，$T_1 \sim T_2$和$T_{10} \sim T_{12}$的椎弓根最大，$T_3 \sim T_9$的椎弓根直径甚至有可能小于4 mm。存在脊柱畸形的患者，其椎弓根常常存在较大的变异。存在畸形凹侧的椎弓根相较于凸侧的椎弓根，具有更小的可操作直径，这使得存在畸形凹侧的椎弓根常常难以对其进行操作。Daubs等人将椎弓根分为4类：A至D类。A类椎弓根具有大直径的松质骨；而D类则完全为骨皮质，不含有松质骨。对椎弓根进行分类，对于制订术前计划及评估是否需要采用其他替代固定方式都是十分重要的。

（四）显露

脊柱的小心暴露对于精准的螺钉置入十分重要。暴露的目的是让横突、关节突关节、峡部等结构显现。切除上位椎体的下关节突有助于精准确定椎弓根螺钉的进钉点，另外对放置椎弓根螺钉有帮助的标志：峡部外侧面、横突、上关节突。（图1-5-1）

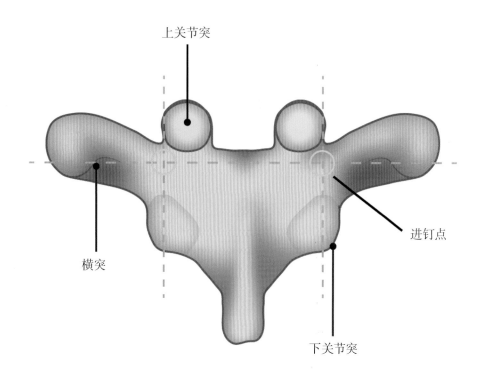

上关节突

横突

进钉点

下关节突

图1-5-1　切除上位椎体的下关节突更有助于进钉点的定位，另外对放置椎弓
根螺钉有帮助的标志：峡部外侧面、横突、上关节突

（五）仪器/设备

除了脊柱手术所需常规无菌器械外，重要的器械还包括弧形开路器（椎弓根钉道探测器）、尖端球形的椎弓根探子、丝攻和成套的螺钉置入器械。有许多器械配套供术者根据个人习惯及患者情况来进行选择。另外还需要棒、剪棒器及用以调整合适角度的弯棒器。

（六）定位进钉点

胸椎椎弓根螺钉在头尾方向和内外侧方向的进钉点，因每一节段置钉的方向不同而不同。在T_1、T_2、T_{10}、T_{11}、T_{12}等节段，胸椎椎弓根螺钉的进钉点位于横突近端1/3及峡部外侧边缘。而在$T_3 \sim T_9$节段，进钉点更接近头端，位于横突顶端和上关节突中间的嵴上方，在上关节突关节面的外1/2由内向外进钉（图1-5-2）。

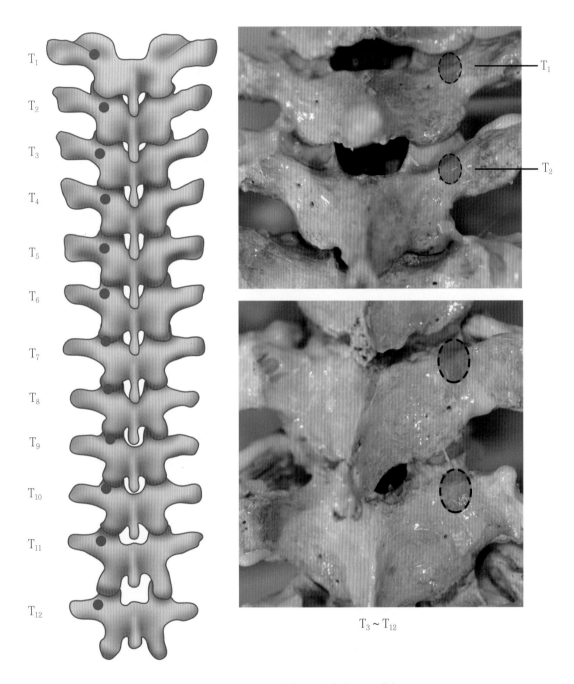

图1-5-2　胸椎椎弓根螺钉在各个节段的进钉点

（七）建立进钉点和椎弓根开路

在使用椎弓根开路器前，尖锥或4~5 mm磨钻可用于建立进钉点。从旋转程度较低的椎节开始着手，为提高进钉准确性以及为后续椎弓根操作建立一个参考点。椎弓根松质骨部分可以通过骨质颜色或者出血点来识别。椎弓根开路器由内向外进钉，根据不同节段和脊柱的旋转程度进行调整。

（八）确定进钉角度

通常情况下，T$_1$、T$_2$的外展角较大，约外展30°（图1-5-3）；T$_3$～T$_{12}$的外展角逐渐减少，T$_3$的外展角为20°～25°（图1-5-4），T$_{12}$则与身体轴向成角为0°；而从L$_1$～L$_5$椎弓根外展角又越来越大，最大可达25℃或者更大。胸椎椎弓根螺钉根据进钉点和尾偏角的差异（图1-5-5），可分为解剖置钉法（AN）和横向置钉法（SF）。解剖置钉法进钉点略高，而尾偏角度较大，与椎板夹角约110°，各个节段仍有个体化差异，常须在C臂透视下确定；横向置钉法进钉点略低，与椎板接近垂直。

使用带弧度的椎弓根开路器时，开始时应使凸面朝向内侧以降低打穿椎弓根内侧骨皮质的风险。一旦椎弓根开路器进入20 mm的深度，就应将开路器调整成凹面朝向内侧并指向椎体中心，从而避开椎管。在开路过程中，开路器尖部置于椎弓根外口处，可手握开路器手柄以圆形轨迹摆动（手柄画圈）（图1-5-6）；可适当轻轻地正/反旋转开路器；在此过程中，开路器会自动寻找椎弓根中心疏松的松质骨，避免接触或者穿破皮质骨壁。

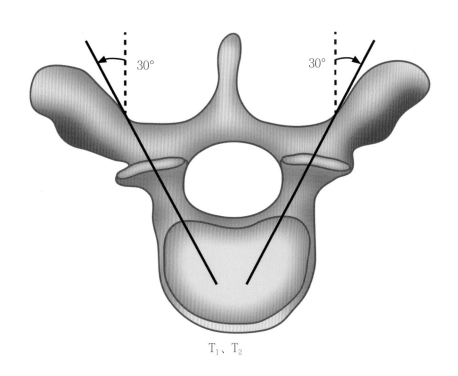

T$_1$、T$_2$

图1-5-3　通常T$_1$、T$_2$的外展角较大，约外展30°

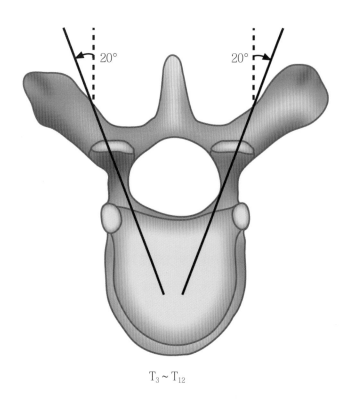

$T_3 \sim T_{12}$

图1-5-4　$T_3 \sim T_{12}$外展角逐渐减少

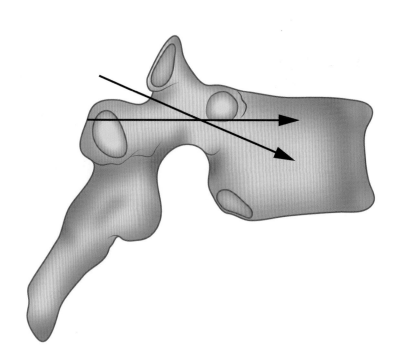

图1-5-5　胸椎椎弓根螺钉根据进钉点和尾偏角的差异，可分为解剖置钉法和横向置顶法

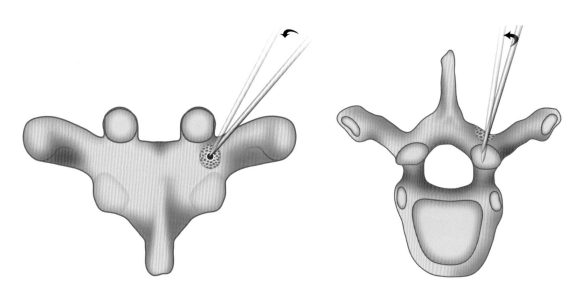

图1-5-6 开路器尖部置于椎弓根外口处，可手握开路器手柄以圆形轨迹摆动（手柄画圈）

1. 椎弓根探针检查

为了检查椎弓根是否穿孔，应使用圆头椎弓根探针去探查骨性的四壁及隧道底部。前20 mm内侧壁为靠近椎管的一侧，应当仔细探查是否有穿孔的迹象。如发现穿透，应显露椎弓根上的穿孔，以便及时发现出血或脑脊液漏等迹象。通过对比椎弓根探针探查椎体前面皮质时的深度，以选择适当长度的椎弓根螺钉。若椎弓根内侧或外侧穿透，则可以通过调整椎弓根开路器方向，重新建立通道。

2. 攻丝

攻丝螺纹深度达到0.5~1 mm时会增加固定强度。攻丝完成后，应该用椎弓根探针保证四周骨皮质的完整。触及螺纹的连续性即可确定四周骨皮质的完整性。螺钉的置入应当沿着攻丝或探针的轨迹。刚开始旋转螺钉时应当尽量减轻力度以确保螺钉沿着攻丝的方向前进，过度用力有可能导致螺钉偏离预定的方向。

3. 确认螺钉位置

对于确认螺钉位置而言，影像学检查及神经监测是十分有帮助的手段。术中透视或X线平片可确定椎弓根螺钉的位置。螺钉的长度及矢状面上的轨迹可以通过侧位片测量得出，而进钉点和螺钉轴向轨迹可以通过后前位观察。从正位片看，如果螺钉的远端超过椎体的中线，那么螺钉有可能已经穿破椎弓根的内侧壁。面向椎弓根纵向剖面的影像学检查是一项十分有效的检查，可以明确椎弓根螺钉与椎弓根的关系，同时在置钉前也有利于定位进钉点。

神经监测在确定胸椎椎弓根螺钉位置方面受到一定限制。远端肢体肌电监测记录到椎弓根螺钉的激发电位，说明椎弓根螺钉有可能已经打穿椎弓根内侧壁并侵犯到椎管。如果直接在胸神经支配的肌肉群测量肌电信号，就会增加监测的灵敏度。目前关于正常或在骨髓腔内的肌电阈值还没有明确的说明，但是阈值小于8 mA时应该怀疑内侧或下方皮质穿孔。

4. 如需矫正畸形的后续操作

连接椎弓根螺钉的棒通过节段性固定得以纠正脊柱畸形。在脊柱后凸不足的情况下，将棒放置于凹侧让凸面顶椎承受螺钉的压力，有助于尖端旋转的矫正及恢复后凸。反过来，在脊柱后凸的情况下，使用凸侧棒通过节段性压缩可以有效纠正矢状面。在畸形节段的两端使用单向螺钉会加大对畸形的改善程度。

图1-5-7为一例脊柱侧弯患者采用胸椎椎弓根螺钉技术进行侧弯矫正的病例。

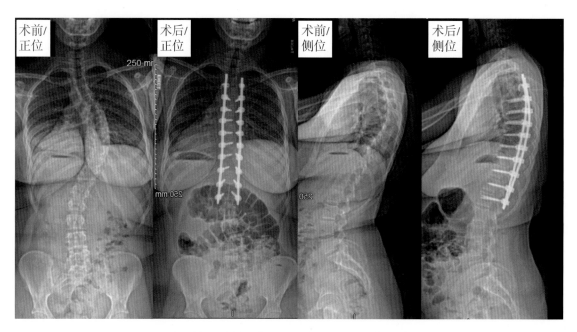

图1-5-7　17岁女性脊柱侧弯患者，采用胸椎椎弓根钉技术进行侧弯矫正

三、注意事项

胸椎椎弓根螺钉的准确放置为胸椎固定提供了良好的结构基础。具有小的椎弓根（Lenke C型或D型）或明显旋转畸形的患者，完全的骨内螺钉置入有时并不能完成。熟悉解剖结构是避免并发症发生最有用的方法。术中影像学检查，包括X线透视和计算机辅助导航，可以提高螺钉置入的精确性。

本章所介绍的技术是一项经骨置入技术，通过椎弓根探针来构建松质骨隧道。在处理狭窄的椎弓根时，螺钉有可能在横突和椎弓根连接处进入骨头，再在椎弓根处穿出骨头到椎弓根外侧面，最后在椎弓根和椎体连接处又再次穿回骨头。这种"进—出—进"方式增加了螺钉置入的功能性工作直径也增加了操作的相对面积，以至于要将肋骨头和椎弓根直径纳入考虑范围。这种技术使得椎弓根操作宽度从4.6～8.5 mm增加到12.6～17.9 mm，为螺钉置入提供了更大的空间。相对于完全骨内螺钉，这种技术的固定强度稍弱，但是不能否认的是这种技术在处理极度狭窄椎弓根或完全皮质骨椎弓根时发挥了极大作用。同时，椎弓根螺钉置入技术也可能导致如下并发症。

胸椎椎弓根螺钉的错位会导致严重的后果，包括神经损伤、血管损伤、气胸、胃肠损伤。下侧错位是最常见的错位，约占所有错位的49%，其次为外侧、上侧、内侧。内侧错位最容易损害神经结构，这是因为椎弓根与硬膜之间没有足够的空间。在椎弓根上方，安全区域范围为1.5～3.9 mm；而在椎弓根下方，安全区域范围为1.7～2.8 mm。神经并发症很少在文献中报道，预计的发生率为0～0.9%。

血管损伤也是利用椎弓根螺钉进行三柱型固定的并发症之一。相对于正常患者，脊柱侧凸患者的主动脉处于椎体后外侧方，因此被螺钉刺破的风险更高。在处理脊柱左侧和畸形脊柱凹侧时，术者需要小心避免螺钉在置入过程中朝外侧错位。据报道，高达12%的椎体螺钉放置在主动脉后方会造成主动脉压迹，然而在2年的随访期内并没有发现血管并发症。目前，关于是否需要拆除靠近大血管的螺钉尚未形成定论。

第六节

腰椎椎弓根螺钉

一、概述

腰骶节段内固定的目的是减少畸形（如脊柱侧弯、脊椎前移、驼背和创伤），并提供临时的稳定性。腰椎椎弓根是椎体最坚固的部分，置入椎弓根螺钉可提供腰椎的三柱稳定，而刚度的提高增加了融合成功的机会，并保持脊柱立线的稳定。

（一）适应证

适用于腰骶椎需要固定融合的情况，包括峡部裂或退行性脊椎滑脱的融合，创伤或肿瘤导致的腰骶椎失稳，广泛的、引起继发性脊柱失稳的减压术后，脊柱截骨后的稳定性重建，退行性椎间盘疾病需行脊柱融合时的后路固定，腰段脊柱侧凸的矫形和融合。

（二）禁忌证

严重骨质疏松和骨量减少，椎弓根大小或形态不合适，椎弓根断裂或病变。

二、操作步骤

（一）麻醉

采用气管内全身麻醉。

（二）体位

可进行放射透视的骨科手术床对于置钉过程中进行的前后位（AP）和侧位透视至关重要。髋部向外向后伸展可以改善腰椎前凸，腰椎多节段融合及髋部屈曲可能导致医源性平背畸形。

（三）显露

对于后方正中切口，切口的范围依据需要融合的节段，可在切皮前C形臂透视定位节段，以有效减少切口长度。沿后正中切开皮肤、深筋膜，纵向切开棘上韧带，沿棘突两侧分离椎旁肌，显露椎板、峡部、横突基底部、关节突等，注意保护最头端节段的上关节囊。

（四）定位进钉点

腰椎椎弓根的进钉点位于上关节突外侧边界的垂直切线与穿过横突中点水平线的交点处，即在关节线以下1 mm处（图1-6-1）。

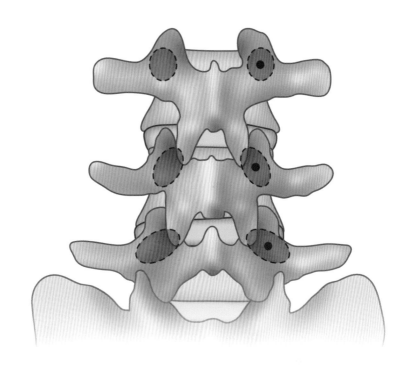

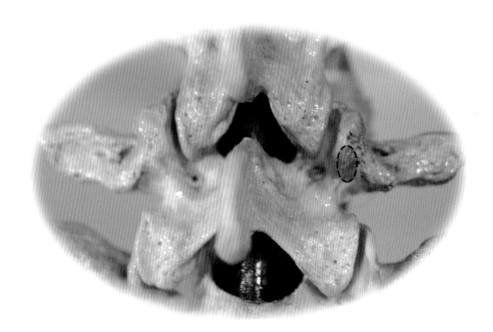

图1-6-1　腰椎椎弓根的进钉点位于上关节突外侧边界的垂直切线与穿过横突
　　　　　中点水平线的交点处

（五）确定进钉方向

腰椎椎弓根螺钉的进钉外展角应在L_1处大约内倾5°，在L_2处内倾10°，在L_5处内倾增加到25°（图1-6-2）。椎弓根内倾角度的大小取决于节段和入钉点位置。横突的外侧入口点需要更大的内倾角度。位于上关节内侧的进钉点可能不需要任何内倾角度。术前影像学检查应确定进钉点的角度、深度和椎弓根的大小。术中AP透视能可靠地确定进钉点与椎弓根内壁的关系。腰椎椎弓根在矢状面置钉的倾斜角度差异较大，特别是患者合并后凸畸形时；术前需要认真阅读X线片，也要考虑术中体位对腰椎曲度的影响。上腰椎常需垂直置钉或头倾置钉；下腰椎需要逐渐增加尾偏角度。一般来说，进钉方向常与终板保持平行（图1-6-3）。

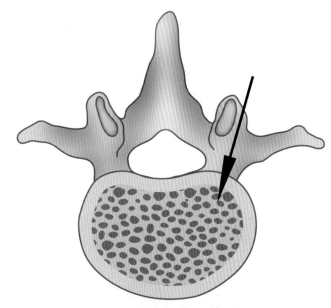

图1-6-2 腰椎椎弓根螺钉的进钉外展角应在L_1处大约内倾5°，在L_2处内倾10°，在L_5处内倾增加到25°

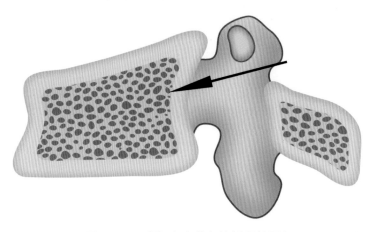

图1-6-3 螺钉方向常与终板保持平行

（六）置钉操作

用宽口咬骨钳咬除进钉点上的皮质骨，以显露下面的松质骨（图1-6-4），或用尖锥开口。然后利用椎弓根开路锥对椎弓根入口进行探查，螺旋或摆动开路锥从而使其通过椎弓根松质中心到达椎体，这个过程一般不会遇到太大阻力（图1-6-5）。如果在插入过程中阻力突然消失，基本可以肯定是探针已穿透椎弓根壁，应取出探头，用半柔性球形探头感受壁孔的方位和深度，以确定穿透的是内侧、外侧、上壁还是下壁。经证实后，调整进针点位置或进钉方向重新以开路锥开路。用球形探头探测椎弓根四壁和底部是确定钉道完整的一种好方法。在椎弓根上放置金属标记物，并进行前后位和侧位片透视也有助于确定钉道的位置。如果需要螺钉攻丝，则应使用直径略小于螺钉的丝锥攻丝进针点峡部。然后根据探测的深度和方向，植入直径为6～7 mm、长度为40～50 mm的椎弓根螺钉。所有螺钉植入后需再次透视，以确定所有螺钉的位置良好。

图1-6-6为一例腰椎滑脱患者采用腰椎椎弓根螺钉内固定的病例。

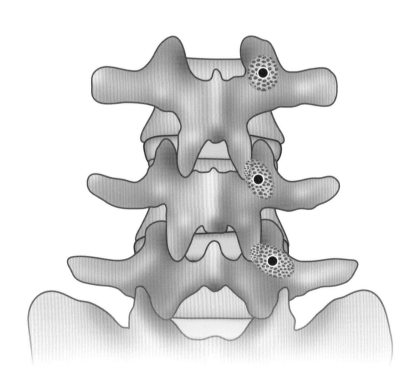

图1-6-4　用宽口咬骨钳咬除进钉点上的皮质骨，以显露下面的松质骨

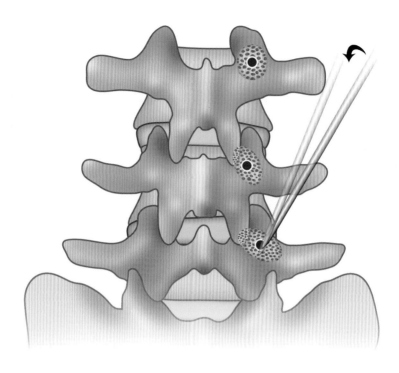

图1-6-5 利用椎弓根开路锥对椎弓根入口进行探查，螺旋或摆动开路锥，使
其通过椎弓根松质中心到达椎体

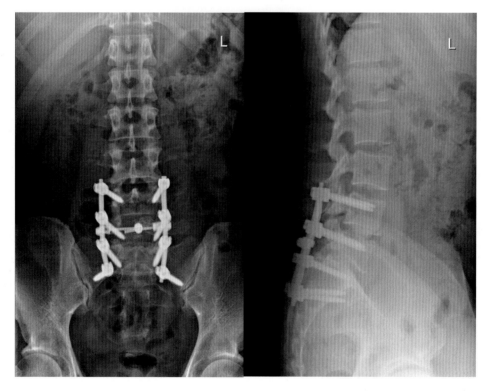

图1-6-6 L$_5$峡部裂并二度滑脱的患者，L$_4$、L$_5$节段采用腰椎椎弓根螺钉固定

三、注意事项

腰椎椎弓根螺钉的置入需注意避免神经损伤的并发症发生。螺钉穿透椎弓根损伤的情况最常发生于内下侧壁，此处神经根紧贴椎弓根向外下行走，少许穿破即可引起神经症状；由于L_5的解剖结构特殊，其发生率较高于其他节段；腰椎椎弓根较宽大，置钉位置和角度可有一定变化，所以置钉时应遵循"宁高勿低、宁外勿内"的原则。对于术中椎弓根探子和透视不能确定的内侧壁穿透，可在行椎管减压术时进一步直视下探查。由于椎弓根螺钉固定的强度约80%来源于椎弓根内，所以一般不要求穿透前方皮质以增强固定强度。

第七节

腰椎皮质骨轨迹螺钉

一、概述

2009年，Santoni等报道了一种新的螺钉固定技术，即皮质骨轨迹（cortical bone trajectory，CBT）螺钉技术。CBT螺钉技术通过将螺钉置入椎板和椎弓根皮质骨集中区域而增加螺钉稳定性。该技术采用的螺钉较传统椎弓根螺钉直径更小，长度更短，螺纹排列更紧密，能充分与皮质骨区域接触，从而增加了螺钉—骨界面的强度。CBT螺钉技术中螺钉植入方式与传统椎弓根螺钉技术截然不同，它在椎弓根矢状面和横断面上分别由下向上和由内向外置钉。

经过多年发展，CBT螺钉技术在临床应用上逐渐推广。研究结果表明，CBT螺钉技术能有效矫正并固定单节段腰椎滑脱，其融合率和疗效与传统椎弓根螺钉技术相似，但使用CBT螺钉技术造成的创伤程度较轻。

（一）适应证

腰椎椎弓根螺钉适用的情况，一般也适合腰椎皮质骨轨迹螺钉固定。皮质骨轨迹螺钉尤其适用于以下情况：骨质疏松患者，可增加螺钉稳定性；肥胖患者，减少了分离组织时造成的损伤；对传统椎弓根螺钉置钉失败的患者进行补救性置钉；已行椎弓根螺钉固定的翻修手术。

（二）禁忌证

连续多节段截骨的固定；连续多节段椎间融合；先天性峡部缺陷、狭窄者，广泛减压或医源性损伤造成峡部皮质骨缺损者。

二、操作步骤

（一）麻醉

一般采用气管内全身麻醉。

（二）体位

患者取俯卧位，参考腰椎椎弓根螺钉章节（第一章第六节）。

（三）显露

目标节段常规切开，于棘突两侧骨膜下剥离椎旁肌群显露椎板及关节突内侧缘。

（四）定位进钉点

进钉点有两种定位方法：进钉点在峡部外侧边缘向内3 mm和椎间孔上缘交点（图1-7-1）。左侧由5点向11点至12点方向置钉，右侧由7点向12点至1点方向置钉。

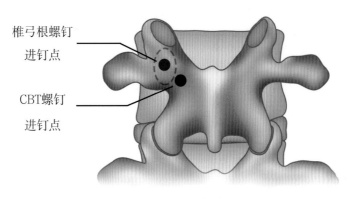

椎弓根螺钉
进钉点

CBT螺钉
进钉点

（1）

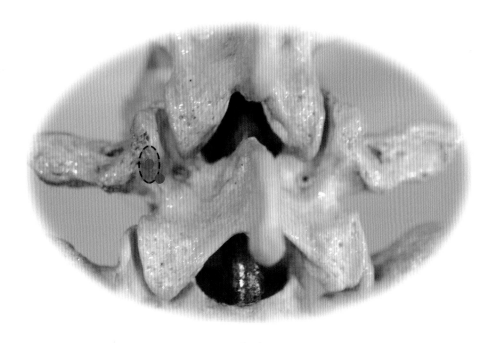

（2）

图1-7-1　CBT螺钉的进钉点和常规椎弓根螺钉进钉点的区别

（五）准备钉道

首先，以磨钻于进钉点处磨除皮质骨，然后以头偏35°～50°（图1-7-2），外展10°～20°（图1-7-3），以手钻或继续以磨钻建立钉道，进钉点偏内者外展角较大，偏下者头偏角度较大；钉道深度为2.5 cm左右。然后，全程攻丝。保留钉道，暂不置钉。

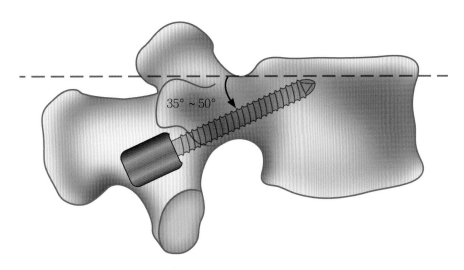

图1-7-2　CBT螺钉的进钉方向：头偏35°～50°

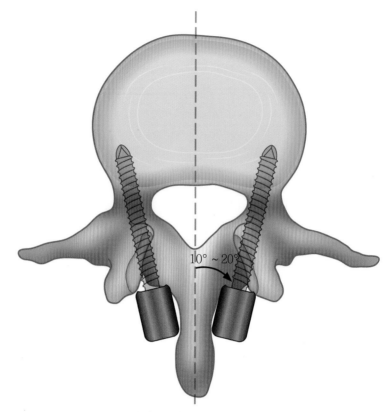

图1-7-3　CBT螺钉的进钉方向：外展10°～20°

（六）减压及融合

对目标节段实施椎板切除、根管扩大减压及T/PLIF等操作；进钉点周围应保留3 mm宽骨质，以防止置钉时皮质骨崩裂。

（七）螺钉植入

按照原先置钉的通道置入专用的皮质骨螺钉并用弯棒固定。置钉直径为4.5～5.5 mm，长度为30 mm。

三、注意事项

目前，CBT螺钉技术的临床应用尚处于起步阶段，虽然短期结果证明了其优势和优良的临床效果，但远期疗效、费用、适应证和禁忌证等尚需进一步研究。

第八节

骶1螺钉

一、概述

目前主流的腰骶关节固定方式包括腰椎+骶1（S_1）固定，腰椎+骶1+髂骨固定，腰椎+骶1+S_2AI（经S_2骶髂关节螺钉）固定等，S_1椎弓根螺钉一般是远端固定的补充或短节段椎间融合术的选择，它们很少单独用于髋关节融合术。

S_1的椎弓根螺钉可以置入单皮质、双皮质或三皮质。不推荐单皮质固定，因为骶骨较为松质且S_1椎弓根短而宽，在单皮质固定的螺钉容易松动，导致内固定的丢失和脱出。多年以来以双皮质固定为标准术式。经典的钉道入路是与S_1终板平行，且适当地内收，以避开髂总动静脉；也可通过将螺钉朝向骶骨内侧岬置入，即可达到所谓的三皮质固定，以固定背侧皮质、前皮质和上终板皮质。该钉道相比平行于S_1终板置入的双皮质螺钉更加稳定。由于髂骨（髂后上棘）对S_1常规进钉点和外展角置钉常形成明显阻挡，因此也出现了髂骨翼螺钉的置钉方法，而髂骨翼螺钉必须要求双皮质固定。

（一）适应证

脊柱后凸畸形，$L_5 \sim S_1$脊柱滑移，神经肌肉型脊柱侧凸畸形，成年脊柱侧凸畸形等常需要进行腰椎后路联合骶骨固定。骶骨或骶髂关节骨折和脱位，也是腰骶固定的适应证之一。

（二）禁忌证

骶骨或髂骨置钉部位破坏，不能提供着力点。

二、操作步骤

（一）麻醉

采用气管内全身麻醉。

（二）体位

可进行放射透视的骨科手术床对于置钉过程中进行的前后位（AP）和侧位透视至关重要。

（三）显露

腰骶后方正中切口，沿棘突旁分离椎旁肌，显露S_1双侧椎板、关节突；如需行髂骨螺钉固定，可沿深筋膜下方潜行分离至髂后上棘，沿髂后上棘切开髂腰筋膜，显露髂后上棘。

1. S_1侧翼螺钉固定

S_1侧翼螺钉固定即S_1侧翼松质骨的双皮质固定。进钉点位于S_1孔上5 mm处，该点位于上关节突远端与S_1孔连线中点（图1-8-1）。对于螺钉的方向，螺钉尾偏角为25°左右（图1-8-2），螺钉的进钉点越低，螺钉的尾偏角越小，外展角30°～40°（图1-8-3）。螺钉的平均长度为35 mm。另一种垂直置钉的方法，螺钉在矢状面上接近垂直，指向骶岬（图1-8-4），外展角接近0°（图1-8-5）。

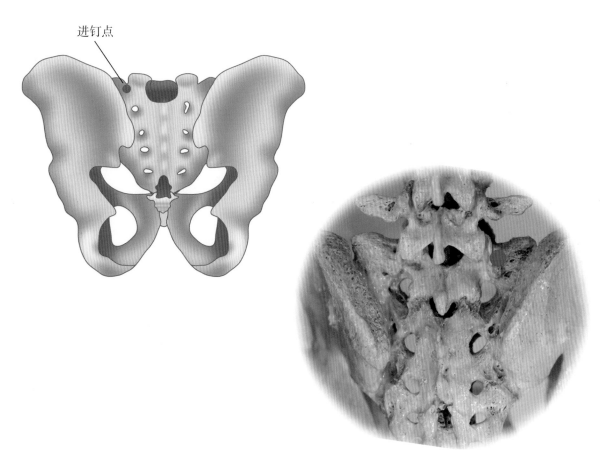

进钉点

图1-8-1　进钉点位于S_1孔上5 mm处，该点位于上关节突远端与
S_1孔连线中点

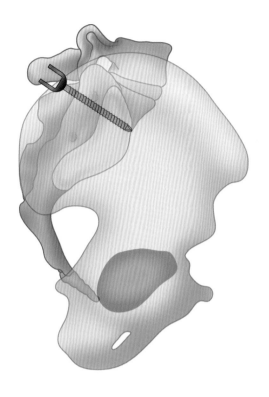

图1-8-2　S₁侧翼螺钉外向置钉方法：螺钉尾偏角为
25°左右

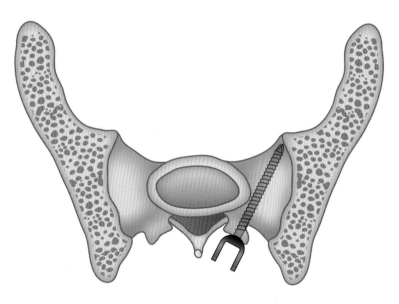

图1-8-3　S₁侧翼螺钉外向置钉方法：螺钉外
展角为30°～40°

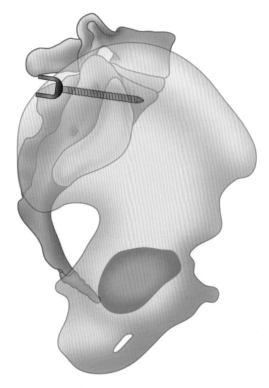

图1-8-4 S₁侧翼螺钉垂直置钉方法：螺钉在矢状
面上接近垂直，指向骶岬

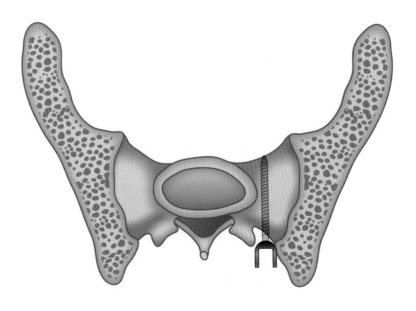

图1-8-5 S₁侧翼螺钉垂直置钉方法：螺钉外展角接近0°

进钉点可以用尖锥或骨钻打孔。首先，用直型开路椎沿预定方向探入髂骨翼内松质骨内，逐渐深入，当遇到阻力时用锤子轻敲，有突破感时马上停止；然后，以椎弓根探针探查前方皮质至穿破，并用钳子钳住椎弓根探针入口处，取出椎弓根探针并测量骨道长度；一般建议置入直径7 mm以上的螺钉，以直径为6 mm攻丝攻双层皮质；攻丝时要密切关注攻丝进入的长度和手感；攻对侧皮质时，若阻力增大，再攻入2圈即可。最后，根据测量长度置入螺钉，一般为40~45 mm；当螺钉进入对侧皮质时阻力会增大，再钻入2圈即可。

2. S_1椎弓根螺钉固定

进钉点位于上关节突基底部的侧面。进钉点可以用尖锥或骨钻打孔。用稍微弯曲的大号椎弓根探子来探查松质骨，以确定螺钉的方向。螺钉的钉道应该指向前内侧，内倾角为30°~40°（图1-8-6）；常与S_1上终板平行或稍头倾，朝向骶岬（图1-8-7）；螺钉的长度为40~50 mm。攻丝和置钉手法基本同侧块螺钉技术。

图1-8-8至图1-8-10的S_1置钉分别采用外倾置钉、垂直置钉和内倾置钉的方式。

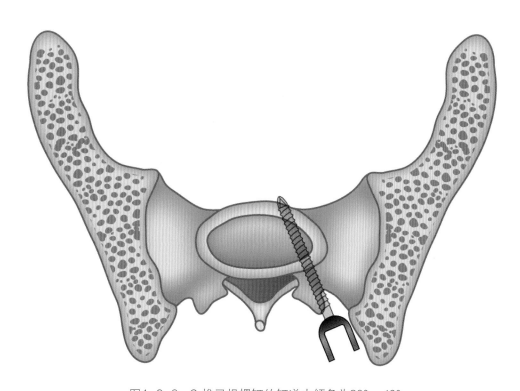

图1-8-6　S_1椎弓根螺钉的钉道内倾角为30°~40°

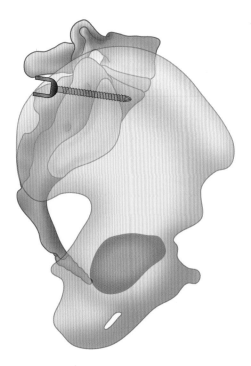

图1-8-7　S₁椎弓根螺钉固定：矢状面上接近垂
直或稍头倾，指向骶岬

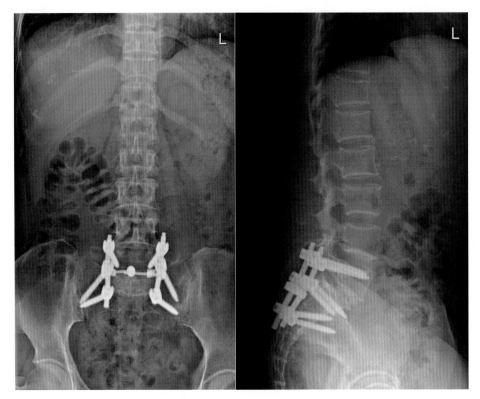

图1-8-8　S₁侧块螺钉外倾置钉，行双皮质固定

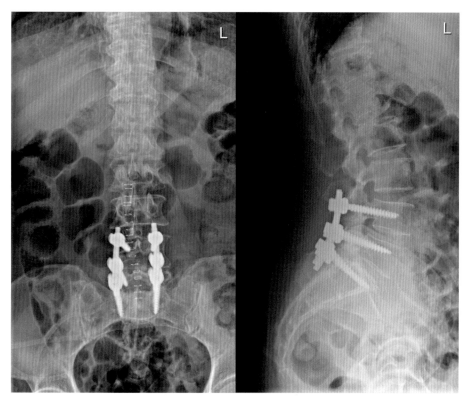

图1-8-9　S$_1$侧块螺钉垂直置钉，行双皮质固定

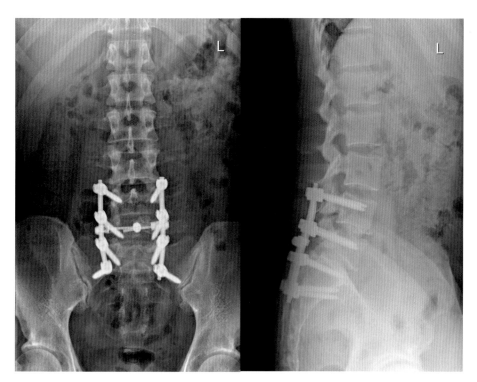

图1-8-10　S$_1$椎弓根螺钉内倾置钉侧位片上指向骶岬

三、注意事项

即使目前内固定器械和技术均已达到一个相对完善的程度，但腰椎联合骶骨长节段固定的融合率提高仍是一个巨大的挑战。因腰椎和骶骨局部解剖特征、腰骶部独特的力学传递方式、骶骨骨质较差等原因，使腰椎部不融合导致的钉棒松动断裂，假关节形成，矢状位不稳定等情况时有发生。

骶骨置钉过程中，一旦穿透皮质进入盆腔、坐骨大切迹或髋臼，都将带来灾难性的后果，但可通过透视或导航来确定进钉方向和深度。

第九节

骶2螺钉

一、概述

骶2（S_2）螺钉能够在腰骶椎固定时，为其尾端额外增加2个固定点，提升固定效果；对于一些骨质疏松的患者，可减少S_1螺钉松动带来的风险。其提供的固定强度弱于髂骨钉或骶髂螺钉固定方式提供的固定强度。

二、操作步骤

麻醉、体位均可参考骶1螺钉固定章节（第一章第八节），其显露范围较S_1螺钉稍向尾端延长。

首先通过后中线入路暴露患处，然后侧方切开直到横突。仔细显露出S_1背孔下内侧缘和

S$_2$背孔上内侧缘。进钉点在S$_1$、S$_2$后孔连线中点处（图1-9-1）。选择合适的进钉点后，用尖嘴咬骨钳咬除少许皮质在入口点做标记。然后用一个直的椎弓根探针确认前皮质的轨迹。探针向头侧倾斜15°～20°（图1-9-2），向外侧倾斜30°～35°（图1-9-3）。探针通过三维线撞击前皮质。在接触皮质时，测量深度，然后在皮质厚度上增加10 mm，以锥子轻轻敲击椎弓根探针，以穿透前皮质，一旦探针有落空感应立即停止向前。可以使用术中透视侧位片来确定矢状面的准确角度。由于骨盆髂耻线弯曲，在侧位片上可观察到螺钉尖端在S$_1$前皮质前10～20 mm处。

S$_2$螺钉基本上是向外、向头端置入（图1-9-4）。在置钉过程中，需要置钉轨迹与原先骨道保持一致，使螺钉尖部进入椎弓根探针钻出的孔洞，且探针应尽量将螺钉的尖端与骶翼前、下、侧边界处的皮质骨三角区域相接触，而不穿透这些边界。螺钉的横向穿透会破坏骶髂关节，可能会导致疼痛性关节病。明显穿透前方质可导致位于骶骨前方的L$_5$神经根出现刺激症状。植入的万向螺钉直径为6～6.5 mm，长度为50 mm左右。

图1-9-5为一例采用S$_2$螺钉固定的病例。

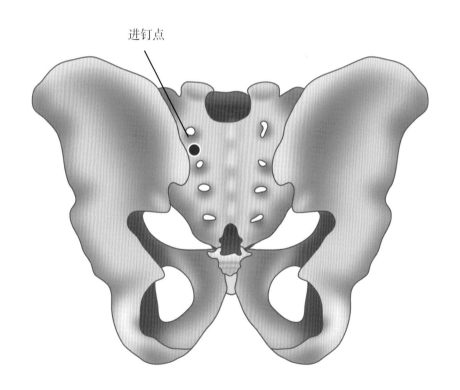

进钉点

图1-9-1　S$_2$螺钉进钉点位于S$_1$、S$_2$后孔连线中点处

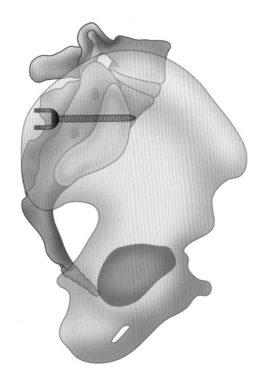

图1-9-2　S₂螺钉的置钉轨迹为向头侧倾斜15°～20°

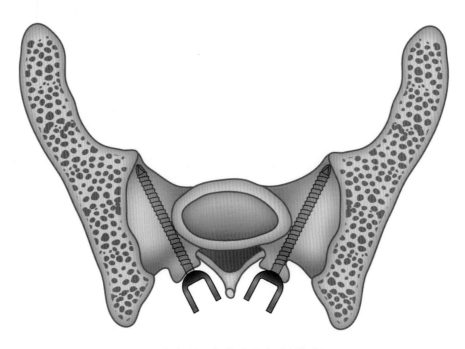

图1-9-3　S₂螺钉的置钉轨迹为向外侧倾斜30°～35°

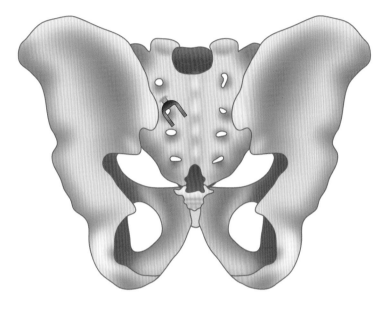

图1-9-4　S₂螺钉基本上是向外、向头端置入

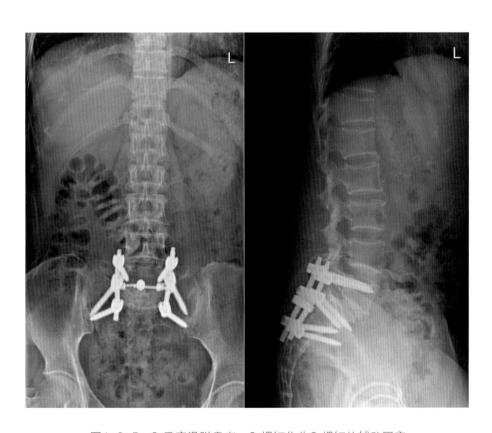

图1-9-5　S₁重度滑脱患者，S₂螺钉作为S₁螺钉的辅助固定

第十节

髂骨螺钉

一、概述

髂骨螺钉可以是部分螺纹也可以是全螺纹螺钉，通过专用连接器连接到纵杆上。在长节段骨盆融合中，这是最广泛使用的技术之一。这种模组方式使得在髂骨上置入多个螺钉成为可能，甚至可以在先前的植骨上放置螺钉。腰椎+骶1（S_1）+髂骨固定是目前主流的腰骶关节固定方式。

（一）适应证

脊柱后凸畸形，$L_5 \sim S_1$脊柱滑移，神经肌肉型脊柱侧凸畸形，成年脊柱侧凸畸形等常需要进行腰椎后路联合骶骨固定。骶骨或骶髂关节骨折和脱位，也是腰髂关节固定的适应证之一。

（二）禁忌证

髂骨置钉部位破坏，不能提供着力点。

二、操作步骤

（一）麻醉

采用气管内全身麻醉。

（二）体位

可进行放射透视的骨科手术床对于置钉过程中进行的前后位（AP）和侧位透视至关重要。

（三）显露

同常规腰骶部后路正中切口，如需进一步行髂骨螺钉固定，可沿深筋膜下方潜行分离至髂后上棘，再沿髂后上棘切开髂腰筋膜，显露髂后上棘。

进钉点略高于髂后上棘。术中在髂后上棘上方的进钉点处用骨刀凿凿出一个骨槽，以容纳髂骨螺钉的钉尾（图1-10-1）。以开路器探查钉道，钉道指向髂前下棘方向（图1-10-2）。这样髋臼穿透的风险较小，也可以使用较长的螺钉进行固定。钉道尾偏30°（图1-10-3），外展约25°（图1-10-4），透视条件下确认髂骨螺钉的位置。螺钉的长度通常至少为80 mm，直径为7~8 mm。

图1-10-5为一例采用髂骨螺钉固定的病例。

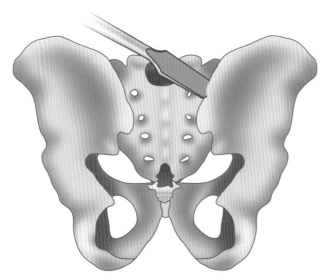

图1-10-1 在髂后上棘上方的进钉点处用骨刀凿凿出一个骨槽，以容纳髂骨螺钉的钉尾

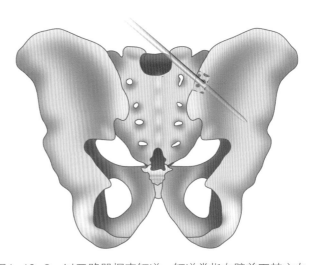

图1-10-2 以开路器探查钉道，钉道常指向髂前下棘方向

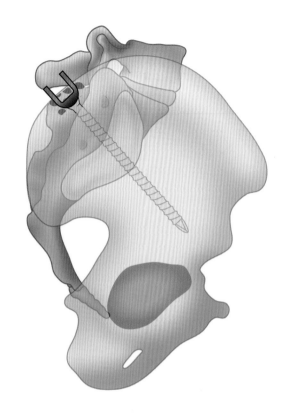

图1-10-3　钉道尾偏30°

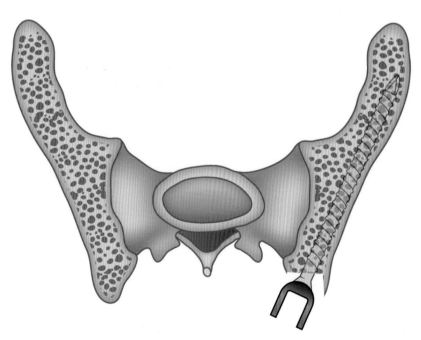

图1-10-4　钉道外展约25°

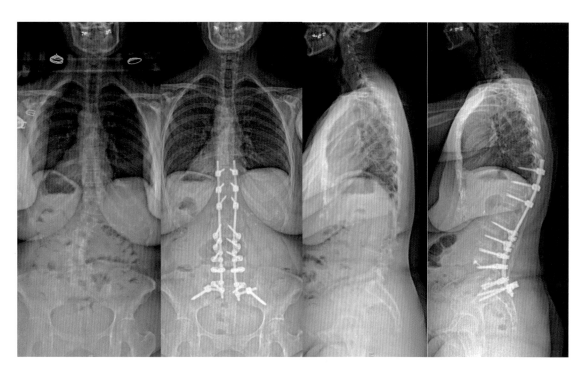

图1-10-5　退变性脊柱侧弯的患者，尾端采用髂骨螺钉固定

三、注意事项

髂骨螺钉置钉过程中，一旦穿透皮质进入盆腔、坐骨大切迹或髋臼，都将造成灾难性后果，可通过透视或导航来确定进钉方向和深度。

髂骨螺钉置钉时，应注意钉尾的包埋，否则术后内固定局部会突出于髂后上棘处，压迫皮肤而引起褥疮等并发症。

第十一节

骶髂固定螺钉

一、概述

Kebaish和Sponsell及其同事分别描述了在成人和儿童中使用S_2骶髂螺钉的骨盆内固定过程。使用S_2骶髂螺钉可以解决行其他脊柱—骨盆固定术产生的一些问题。S_2AI螺钉不需要单独的筋膜或皮肤切口，也不需要使用偏置接头，其放置不会影响髂骨的移植，同时可以使用比髂骨螺钉更长的螺钉。最近的一项生物力学研究表明，S_2AI螺钉在所有加压条件下与髂骨螺钉一样稳定。腰椎+骶1+S_2AI固定也逐渐成为常用的内固定方式之一。

（一）适应证

脊柱后凸畸形、$L_5 \sim S_1$脊柱滑移、神经肌肉型脊柱侧凸畸形、成年脊柱侧凸畸形等常需要进行腰椎后路联合骶骨固定。

（二）禁忌证

骶骨或髂骨置钉部位破坏，不能提供着力点。

二、操作步骤

（一）麻醉、体位

均可参考骶1螺钉固定章节（第一章第八节），其显露范围较S_1螺钉稍向尾端延长。

（二）显露

首先，通过后中线入路显露患处，然后侧方切开直到横突。仔细显露出S_1背孔下内侧缘和S_2背孔上内侧缘。进钉点位于第1骶孔和第2骶孔外侧缘连线的中点（图1-11-1）。

（三）螺钉方向

钉道向前外侧指向髂前下棘，尾偏20°～30°（图1-11-2），外展约40°（图1-11-3）；钉道可根据骨盆倾斜程度进行调整。钉道应定位在坐骨神经大切迹附近20 mm以内，并指向髂前下棘。最初使用2.5 mm钻头通过骶骨翼部，一旦穿过骶髂关节，钻至较硬的骨质处，则使用3.2 mm钻头以防止钻头断裂。将钻头钻至髂骨内80～90 mm的深度，钉道长度应比计划的螺钉长10～15 mm，以便埋入钉头。在这个阶段，泪滴面的C形臂透视有助于确定钉道在髂骨最厚的部分，且不穿透坐骨神经大切迹下缘皮质。多使用长度为80～100 mm的多轴向螺钉，其直径通常为8～10 mm，但绝不能小于8 mm，以免螺钉断裂。

图1-11-4为一例采用S_2AI螺钉固定的病例。

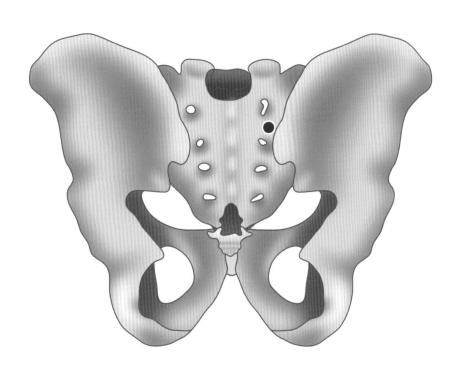

图1-11-1　S_2AI进钉点位于第1骶孔和第2骶孔外侧缘连线的中点

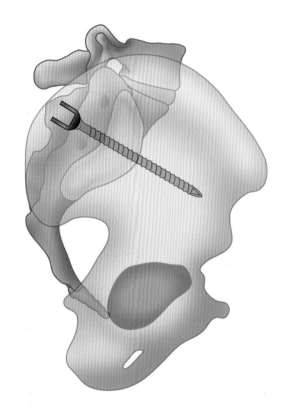

图1-11-2 钉道向前外侧指向髂前下棘，尾偏
20°～30°

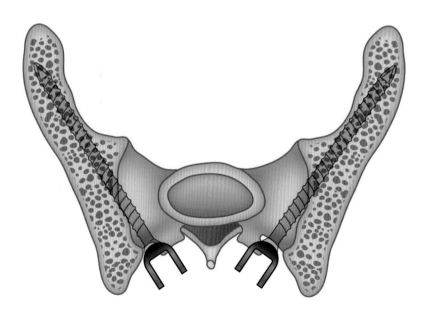

图1-11-3 钉道向前外侧指向髂前下棘，外展约40°

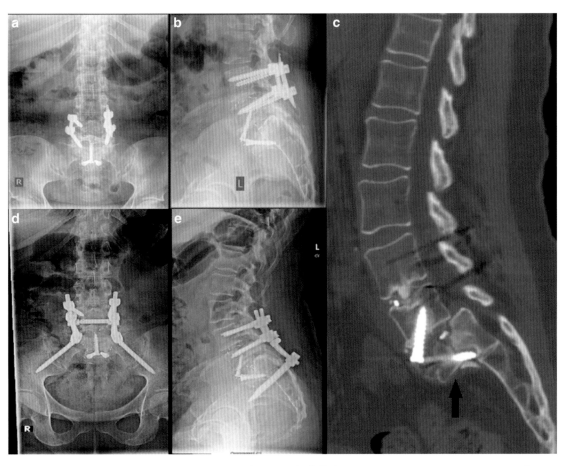

图1-11-4 腰骶椎融合失败的患者行后路S$_2$AI固定［摘自HSS Jrnl 16，117-125（2020）］

三、注意事项

不同患者的S$_2$AI置钉方向可能有较大差异，而且其需要穿透骶髂关节面，难以通过手感判断螺钉是否误穿骶骨前皮质而引发灾难性后果，故该螺钉置入过程中需要影像学密切引导；推荐导航下置钉，能够获得更好的置钉方向，并保证手术的安全性。

02

CHAPTER

第二章

颈椎技术

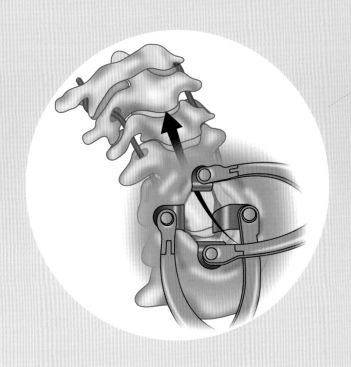

第一节

前路经口齿突切除减压术

一、概述

　　枕颈交界区颈髓来自腹侧的压迫较为少见，但其有潜在的严重致病性，包括类风湿关节炎并寰枢椎脱位、游离齿突和异位的齿突骨折等，都会扰乱上颈椎区正常的解剖结构并导致严重的神经功能障碍。对于来自颈髓腹侧的压迫，齿突切除是很有必要的。对于从斜坡到C_3顶部的上颈椎腹侧的手术操作，最直接的方法是经口咽入路。因为下颌骨阻断了C_2以上结构的通路，利用类似于Smith-Robinson入路来进行上颈椎前路的手术几乎是不可能的，且经口入路的感染率高于其他颈椎前路手术。狭窄的、深层次的手术视野，需要使用专门的牵开器进行仔细的术前计划并熟悉局部解剖结构，使该手术有较高的门槛，但一般来讲，经口咽减压不仅是安全的，而且对患者的神经症状有显著的改善作用。

　　为了安全地进行上颈椎经口入路手术，外科医生必须充分了解这个区域的椎动脉解剖结构。在手术中首先要确定中线，通常通过触摸C_1的前结节来确定（需注意病理条件下，会严重扭曲正常的解剖关系），长颈肌和前纵韧带可以帮助外科医生定位。在$C_2 \sim C_3$椎间盘水平面上，椎动脉通常位于距中线两侧约1 cm处，具体为位于C_2椎体外侧，然后向上行走进入C_1横突孔内。在C_2和C_1的层面上，椎动脉距离中线约24 mm，在此区域，手术操作不应超过中线旁开2 cm。在枕骨大孔水平面上，椎动脉向中线靠拢，距离中线约1 cm。此外，舌下神经和咽鼓管通常位于C_1侧块的外侧，为防止对这些结构造成损伤，手术操作不应超出C_1侧块外侧缘。

（一）适应证

　　经口上颈椎入路最常见的适应证是硬膜外腹侧病变，导致脑干或上颈髓从斜坡至C_2椎体范围的腹侧压迫。齿突压迫神经腹侧的原发病因包括类风湿关节炎或其他原因引起的齿突后血管翳，以及齿突先天性畸形、肿瘤、感染或骨折等。齿突骨折可因齿突的急性移位、畸形愈合或不愈合而引起上颈髓腹侧压迫。某些肿瘤和上颈部感染需要直接行前路切除或清创，最好采用经口入路。此外，类风湿关节炎可能导致上颈椎解剖结构畸形，导致颅底下沉、颅底凹陷和不能复位的寰枢椎半脱位，这些都可能导致脑干和脊髓受到压迫。其他可导致上颈椎血管翳形成的炎症性疾病包括银屑病、痛风、色素沉着绒毛结节性滑膜炎和游离齿突。

（二）禁忌证

经口途径的主要禁忌证是鼻、口和/或咽的活动性感染。此外，在经口手术前应充分治疗牙脓毒症。正常情况下，手术局部不存在明显的血管结构，如局部存在异常的血管结构，可能因手术操作空间有限、缺乏有效的止血手段而会对手术有严重的影响。硬膜内病变也是经口手术的相对禁忌证，这是因为口咽菌群污染脑脊液可能导致脑膜炎和脑炎。如果病变范围远超中线，或者延伸至经口途径可达区域的远端或近端，也不宜单独采用经口手术。如果在这些情况下仍需采用腹侧入路，则需要进行扩大的经口手术入路，这会涉及软腭、舌头或下颌骨的劈离。这些扩大的经口手术入路可能比单纯的经口手术有更高的术后并发症风险。张口受限也可能影响经口入路手术的实施。根据经验，要进行经口手术，至少应在上下两排牙齿之间留出三根手指的空间。

二、操作步骤

（一）麻醉

经口插管比经鼻气管插管更容易将气管内插管置于离中线较远的位置，不过也有经鼻气管插管在经口入路中的成功应用报道。在经口手术中，气管切开通常不是必需的，但可以改善进入咽后壁的操作空间，并提供术后安全的气道保护。对于术前预测可能需要呼吸机支持数日的病例，术前应考虑行气管切开术。术前建议放置鼻胃管以方便从患者胃中吸出血液和分泌物，并提供术后肠内营养。如有必要，可在食管上部填塞纱布，以防止血液和其他液体的逆流。如果术前进行了培养，那么抗生素的使用方案可以根据患者的具体情况进行调整；否则建议使用广谱抗生素。

（二）体位

为了进行经口手术，需要使用一个标准的骨科手术床，能够进行常规的术中正侧位透视。将患者置于仰卧位，使其颈椎轻微地后仰，以方便暴露。在口腔消毒过程中，采用头高脚低30°～40°的Trendelenburg体位，以防止血液和胃内分泌物进入肺部。

（三）仪器/设备/植入物

所有经口病例均建议使用神经生理监测，标准监测方案包括躯体感觉诱发电位和运动诱发电位。此外，建议使用手术显微镜进行所有经口手术，其与使用放大镜和头灯相比，可获得更好的手术视野和可视化效果。

（四）口腔准备

为了便于观察和避免明显的术后吞咽困难和/或发音困难，需要牵开悬雍垂和软腭。可以将悬雍垂牵向外侧，也可以使用专门的经口牵引器。有时这些牵开器较为笨重，使用不便，特别是当手术部位涉及斜坡时。在这种情况下，可将悬雍垂固定在通过鼻子插入的橡胶导尿管的顶端来帮助完成悬雍垂的牵开。将一个橡胶导管通过鼻子进入咽，再将导尿管的尖端与悬雍垂缝合，然后将导尿管拉回，适当拉紧并固定。在口腔内灌满聚维酮碘溶液以消毒；将患者置于Trendelenburg体位，以防止在气管内插管气囊漏气时溶液进入肺部。一般先浸泡口腔10 min，然后吸出消毒液。再根据外科常规消毒手术区，并放置经口牵开器。目前市场上有数种经口牵开器系统，其目的是安全地将气管内插管、舌头和后咽部结构牵开，显露手术区域（图2-1-1、图2-1-2）。

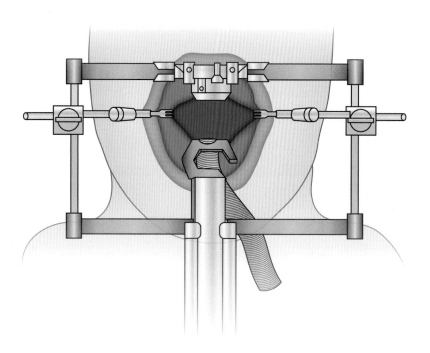

图2-1-1　放置经口牵开器（正面观），上下牵开悬雍垂（软腭）和舌根，两侧牵开咽后壁软组织

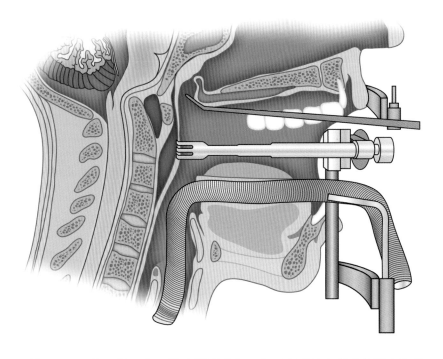

图2-1-2　放置经口牵开器（侧面观），上下牵开悬雍垂（软腭）和舌根，两侧牵开咽后壁软组织

（五）切除齿突与颈髓减压

为了确定切口位于咽后壁中线，应首先触诊C_1的前结节。另外，$C_2 \sim C_3$椎间盘间隙通常比较突出，有助于确定切口的下缘。然后从斜坡底部切开至C_2椎体的前下缘。利用电刀的电切，直接切开咽后壁的所有层次，包括咽黏膜、沿上缩肌和前纵韧带，直达骨头。将切口保持在中线，特别是沿咽肌的正中间隙，可使出血量明显减少。典型切口为3~5 cm长，可将皮瓣分离到中线的两侧，但要小心避免剥离范围超出C_2椎体外侧缘。如有必要，可以垂直切开皮瓣，以增加皮瓣的游离度。当需要显露斜坡时，也可以切开软腭，但切开软腭会明显增加术后吞咽困难和/或发音困难的发生率。一旦皮瓣剥离完成，则应放置自动牵开器的牵引拉钩，将皮瓣牵至侧方。

椎体完全暴露后，须先切除C_1前弓（图2-1-3）。我们从中线向两侧各切除大约1 cm的骨头，需切除整个前弓的2/3左右，切除前弓可以采用高速磨钻或枪状咬骨钳。必须切除足够多的C_1前弓以显露齿突的底部。往往在看到齿突之前，在C_1前弓后方即可见血管翳或增生的肉芽组织。接下来显露并切除齿突，通常有两种方法。第一种方法是切除齿突的根部，然后再切断周围软组织的连接，由尾侧向头侧操作以将其整块切除。高速磨钻适合用来切断齿突基底部。更适宜采用侧向切削磨头，从而在磨除骨头的同时，降低撕裂底层软组织的风险。要完全切除齿突，需要切除附着在齿孔上的软组织，包括根尖韧带、鼻翼韧带和横韧带。这可以在切除齿突之前，使用精细的角度刮匙或微型枪状咬骨钳完成。切除齿突的第二种方法是挖空齿突，留下薄的外侧壁和后皮质骨壁（图2-1-4），剩下的骨头用精细刮匙或微型枪状咬骨钳切除（图2-1-5）。

齿突切除范围是否符合要求通常很容易通过直视评估（图2-1-6），如果有疑问，可以通过术中影像学（X线或透视）来评估齿突切除的范围。口腔内可填充造影剂以改善显影效果。通常是通过切除齿突使得局部减压、适当保留顶部和底部的软组织、看到软组织随着硬脑膜搏动起伏即可。如进一步显露硬脊膜，有可能导致脑脊液泄漏，这将使患者进一步面临患脑膜炎和脑炎的风险。由于炎性血管翳在上颈椎稳定后会消退，并不是所有病例都一定要暴露硬脑膜。切除齿突周围的软组织结构会产生显著的上颈椎不稳定，需要行进一步的固定和融合手术。

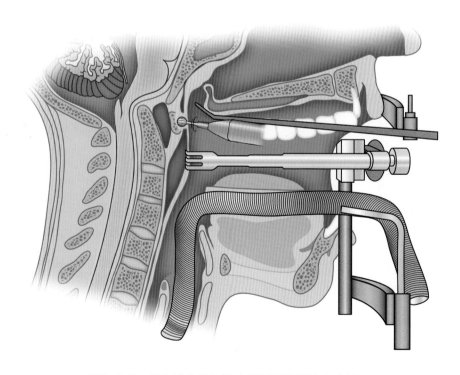

图2-1-3　用高速磨钻切除C_1前弓以显露齿突底部

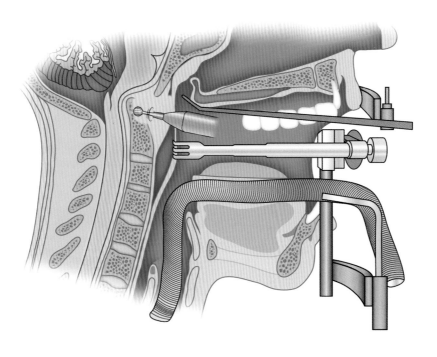

图2-1-4　利用高速磨钻切除C$_2$齿突大部分骨质，仅保留后壁薄层骨质

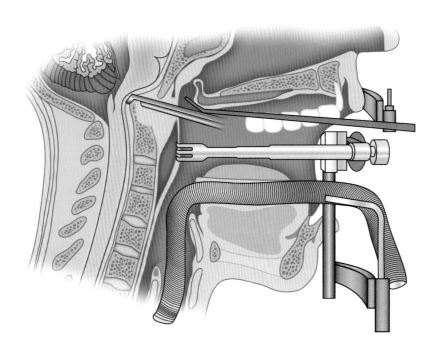

图2-1-5　残余的侧壁和后皮质骨壁骨头利用精细刮匙或微型枪状咬骨钳切除

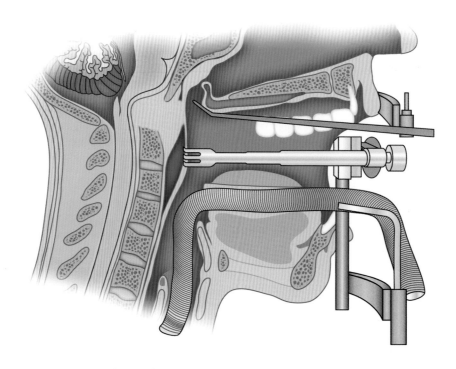

图2-1-6 齿突切除范围是否符合要求通常很容易通过直视评估，一般完成齿突切除即可达到足够的减压范围

三、注意事项

感染一直是与经口入路相关的主要问题，这是因为手术操作是直接通过"污染"区进行的。在早期的报道中，口咽部定植菌群导致的感染发生率接近60%。目前经口入路术后感染的发生率为0～3%。术后感染的显著减少归功于围手术期预防用抗生素（特别是在术前培养的情况下）的使用、细致的止血和小心的伤口闭合。此外，不通过经口途径放置骨移植物或内植物也可以降低感染率。不论在术后早期或晚期出现感染，均应立即进行影像学检查和/或手术探查。一旦出现伤口开裂和不愈合，则应高度怀疑术后感染或咽后脓肿。

硬膜撕裂和脑脊液渗漏在经口减压术中并不少见。血管翳或其他病变结构通常与硬脑膜粘连紧密，切除时不可避免地会涉及脑膜。如前所述，一旦齿突切除完成，则并不需要再暴露硬脑膜，这是因为血管翳通常在后路实施颈椎融合后会随着稳定性改善而消退。一旦发生脑脊液泄漏，应尽可能彻底修复硬脑膜。由于存在脑膜炎和脑炎发生的风险，有必要将脑脊液与口腔菌群完全隔离。如果出现脑脊液漏，那么应尝试缝合硬膜裂口。无论是否闭合，修补都应辅以纤维蛋白胶、组织移植物和硬膜补片还应考虑放置蛛网膜下腔引流管。此外，术后应使用广谱抗生素至少2周，以减少术后脑脊膜炎发生的风险。

血管损伤是经口手术一个灾难性的并发症。椎动脉是最容易受伤的血管。术前仔细回顾影像学检查以确定椎动脉的位置和走向极为重要。椎动脉损伤最可能发生在C_2椎体的下半部分。避免损伤的关键是不要将手术显露到C_2椎体的外侧边界之外。如果椎动脉损伤，那么可以考虑修复血管，也可以尝试简单地用止血材料包裹该区域，以控制出血。如果不能控制出血，则需要血管外科医生进行术中会诊，实施血管造影和血管栓塞，但血管栓塞有进一步引发脑中风的风险。

由于经口牵开器的持续压力，口咽部的软组织也有损伤和坏死的风险。在手术过程中应经常检查舌头、软腭和咽黏膜。虽然在大多数经口手术中，并没有必要术中放松或松开牵引器，但如果手术时间超过90~120 min，则建议术中放松或松开牵引器。在手术开始和结束时在软组织上涂抹氢化可的松软膏有助于减轻软组织的肿胀和炎症。

脊髓损伤和神经功能恶化是经口减压的另一个并发症，可能出现于任何存在严重神经压迫和脊髓病变的患者中。所有经口手术均需要使用脊髓监测。此外，在手术过程中应保持患者的血压稳定，避免由于反复的低血压而导致脊髓缺血，因此，为了维持稳定的血细胞比容，及时输血也是至关重要的。

经口减压有很大可能导致术后上颈椎不稳，其存在于齿突切除或齿突保留的手术中，因此应尽可能在经口手术前经后方稳定颈椎，或者在一期经口手术后立即进行后方融合和内固定。如果以上两种方法均难以实施，那么术后立即对患者实施Halo架外固定，直至在后路实施后路融合性手术。

第二节

寰枢椎前路复位钢板术

一、概述

对于难复型寰枢椎脱位合并延髓、颈脊髓腹侧受压患者而言，单纯后路手术减压不充分，复位不满意，常需经口咽入路行前路瘢痕切除松解，切除寰椎前弓、枢椎齿突和其他致压物，解除颈脊髓腹侧的压迫。但经口咽前路松解减压后，常需再经后路行寰枢椎的复位及固定，手术创伤较大。针对这种情况，经口咽前路寰枢椎复位钢板系统（transoralpharyngeal atlantoaxial reduction plate，TARP）的出现，为一期松解和齿突切除的同时进行经前路复位和固定提供了一种选择。

（一）适应证

经口咽前路齿突切除后的前路复位和固定、颅底凹陷、Arnold-Chiari 畸形、先天齿突发育不良、齿突游离、类风湿关节炎及齿突陈旧性骨折、寰椎横韧带断裂致瘢痕形成等各种疾患引起的难复型寰枢椎脱位，经口咽前路减压松解后已有松动迹象的病例。

（二）禁忌证

寰枢椎前部结构包括寰椎侧块和C_2椎体缺失。此外，经口咽前路入路的其他禁忌证见前路经口齿突切除减压术章节（第二章第一节）。

二、操作步骤

（一）麻醉

可采用经口或经鼻气管插管，详细可参考前路经口齿突切除减压术章节（第二章第一节）。

（二）体位

为进行经口手术，需要使用一个标准的骨科手术床，以能够进行常规的术中正侧位透视。将患者置于仰卧位，使其颈椎轻微地后仰，以方便暴露。在口腔消毒过程中，采用头高脚低30°～40°的Trendelenburg体位，以防止血液和胃内分泌物进入肺部。

（三）仪器/设备/植入物

所有经口病例均建议使用神经生理监测，标准监测方案包括躯体感觉诱发电位和运动诱发电位。此外，建议使用手术显微镜进行所有经口手术，其与使用放大镜和头灯相比，可获得更好的手术视野和可视化效果。使用经口咽前路寰枢椎复位钢板系统及配套手术工具。

（四）口腔准备

详见前路经口齿突切除减压术章节（第二章第一节）。

（五）显露和减压

沿中线纵向切开咽后壁3～4 cm，分开头长肌和颈长肌并向两侧牵开，显露寰枢椎前部结构和C_1～C_2关节，用高速磨钻切除10～14 mm宽的寰椎前弓和齿突，清除齿突周围的瘢痕组织，并切除侧块关节囊、瘢痕组织，磨去关节软骨［见前路经口齿突切除减压术章节（第二章第一节）］。予以充分松解减压后，此时寰椎已有松动迹象。

（六）复位和固定

于C_1安上合适大小的钢板，在钢板上方两侧的螺钉孔沿寰椎侧块的长轴方向钻孔，攻丝后用长度合适的螺钉拧紧。两枚螺钉将钢板固定在寰椎两侧的侧块上，使寰椎和钢板成为一个整体。寰椎进钉点：两侧侧块前表面的中心点；进钉方向：侧块长轴方向，向后外侧偏斜10°～20°；进钉深度：不超过后方的椎动脉沟（图2-2-1）。

在枢椎体前面通过钢板滑槽临时固定1枚螺钉，螺钉根部留2～3 mm。枢椎和临时固定螺钉成为另一个整体（图2-2-1）。

维持头颅牵引，用复位器远端的上臂向上持住钢板上方横梁，下臂向下持住枢椎上的临时固定螺钉，撑开复位器远端的上臂和下臂就可以将临时固定螺钉和钢板分开（临时固定螺钉可沿钢板上的滑槽向下滑动），这样就使两个整体分开了，从而达到将向前下脱位的寰椎向上撑开的目的（图2-2-1、图2-2-2）。

旋转寰枢椎复位器上端的旋钮即可从前向后旋拧推进钢板，直至将寰椎向后复位

（图2-2-1）。用另外2枚螺钉将钢板固定于枢椎体前表面的两侧并锁紧，然后去除枢椎前面的临时固定螺钉。通过4枚螺钉的作用，能够将钢板固定寰椎和枢椎维持于复位状态。枢椎进钉点：椎体前表面中部两侧旁开3～4 mm；进钉方向：垂直于椎体表面，向后内侧略偏斜5°～10°（图2-2-2）。

　　植骨：取自体髂骨移植于C_1～C_2的关节间隙。

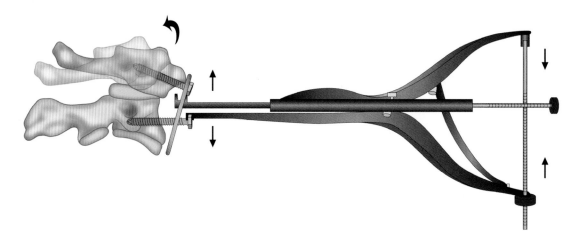

图2-2-1　复位示意图：首先撑开复位器，达到将C_1/C_2间隙撑开的目的，利于复位；进一步利用C_2临时复位螺钉的牵拉和钢板的推进，进而达到将前移的C_1椎复位的目的

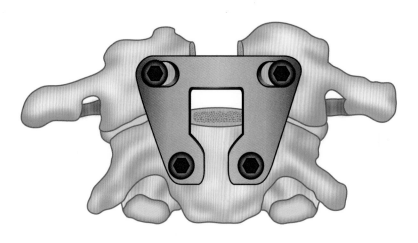

图2-2-2　复位后上齐4枚锁定螺钉，维持复位

三、注意事项

主要并发症包括感染（局部感染和感染性脑膜炎等）、硬膜撕裂和脑脊液渗漏，血管损伤、口咽部的软组织损伤和坏死，以及脊髓损伤和神经功能恶化等。另外前路内植物的应用，有增加前路局部感染的风险。其余可参考前路经口齿突切除减压术章节（第二章第一节）。

第三节

前路经皮齿突螺钉固定术

一、概述

齿突骨折是常见的脊柱损伤，占所有颈椎骨折的10%～15%。根据骨折线的位置，Andersonand D'Alonzo分类将齿突的骨折分为3种类型：罕见的Ⅰ型齿突骨折，齿突尖部骨折，骨折线在横韧带上方横过；Ⅱ型齿突骨折是最常见的类型，发生在C_2椎体与齿突的交界处；而Ⅲ型齿突骨折则延伸到C_2椎体中。Ⅱ型非粉碎性齿突骨折，骨折线呈反斜向（骨折线由前上至后下）且C_1横韧带完整时，可适用于单纯齿突螺钉固定。单纯齿突螺钉固定的优点包括融合率高（>75%）、良好的即时稳定性、手术时间短、可保留颈椎旋转功能等。此外，单纯齿突螺钉固定不需要额外植骨。

（一）适应证

Ⅱ型非粉碎性齿突骨折，骨折线呈存在反斜向（骨折线由前上至后下）且C_1横韧带完整。

（二）禁忌证

患者的局部特征可影响螺钉能否按照理想方向植入，包括肥胖、短颈、颈椎或胸椎后凸畸形、桶状胸等。在进行齿突螺钉固定前，应认真分析骨折的类型，进行严格评估，确保螺钉轨迹与骨折线接近直角关系，否则不应考虑齿突螺钉固定。在进行前路螺钉固定之前，还必须仔细考虑横向寰枢韧带的状态，横韧带撕裂的患者若接受前路齿突螺钉固定，术后仍有很大概率伴随颈椎失稳，因此也不应考虑齿突螺钉固定。

二、操作步骤

（一）麻醉

气管内全麻，建议在支气管显微镜下经鼻气管插管。

（二）体位

患者取仰卧体位，要求在能够通过透射线的手术床上，垫高患者肩胛间区，使其颈部后仰，以利于齿突复位，也有利于暴露和螺钉放置。宽布带也可用于下拉肩膀，以获得更好的侧面透视图像。可以用颅骨牵引固定患者头部。有条件时可采用G形臂引导螺钉植入，以节省透视时间。

（三）仪器/设备

颈椎前路手术的器械即可满足该手术要求，直径为4 mm的空心螺钉及相应的钻头、丝锥、软组织保护器和导丝等也是必需的。此外，应使用直径为7 mm或8 mm的钻头在螺钉入口处扩大钉道，以使螺钉尾部埋入骨道内。

（四）显露

常规消毒和术前准备后，在大约C$_5$椎体的水平面上做一个横向切口（图2-3-1），常规颈椎前路入路，到达咽后间隙和椎体前方（图2-3-2）。可适当向两侧剥离颈长肌以暴露C$_2$和C$_3$椎体，可利用自动牵开器牵开肌肉。

（五）螺钉植入

接下来的步骤中使用克氏针的目的是替代传统的导丝来引导空心螺钉植入，利用克氏针导引植入螺钉可防止在钻孔或螺钉放置过程中导丝随操作前移进入椎管，导致灾难性结果产生。在术中仅利用克氏针来临时稳定骨折的复位，可使得螺钉植入时保持骨折远端的稳定，尤其是起到抗旋转作用，克氏针植入位置和方向请参考以下内容。在透视引导下，可通

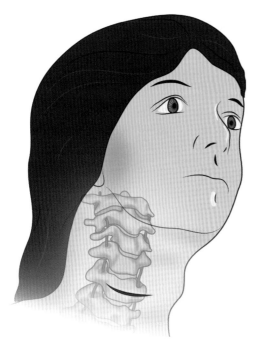

图2-3-1　在大约C₅椎体的水平上做一个横向切口

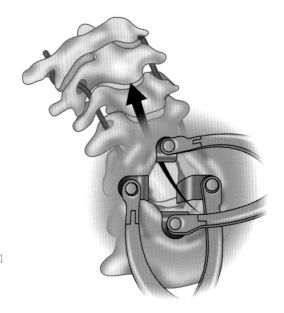

图2-3-2　常规颈椎前路入路，到达咽后间隙和椎体前方

过闭合复位骨折，在C₂椎体前下缘、C₂/C₃间盘层面内钉入一根与空心螺钉配套的克氏针（或1.25 mm导丝）（图2-3-3）。其正位片上的进钉点位置依据准备植入一根还是两根螺钉而定，一般位于中线或距中线约3 mm的位置。在生物力学上，与单螺钉技术相比，双螺钉技术并未显示出明显的优越性。放置第二根螺钉可能会减小骨折端的接触面积，这可能会降低骨折的愈合速度。同时透视侧位片以调整克氏针的轨迹，该轨迹应指向齿突的后尖端。一旦确定了进针点，就可以将一根直径为7 mm或8 mm的空心钻头通过克氏针导引，沿C₂/C₃间盘的腹侧钻出一条浅槽或凹陷，以螺钉埋头。首先利用软组织保护器，将克氏针或1.25 mm导丝在透视引导下小心转入齿突，直到其尖端刚好穿透齿突尖端的皮质骨（图2-3-4、图2-3-5）。然后用2.7 mm空心钻头钻至相同深度，此过程中一定要注意防止克氏针或导丝本身随着转头进一步向前进入椎管。钻孔的深度是通过使用与软组织保护器配套的钻头上直接读取深度或在透视下利用测深器测量。最后植入适当长度的直径为4 mm的空心拉力螺钉（图2-3-6），使用半螺纹螺钉时只要螺纹越过骨折线即可。

　　如果使用非空心螺钉技术，则需要将一枚克氏针放置在与预期螺钉不冲突的位置以减少

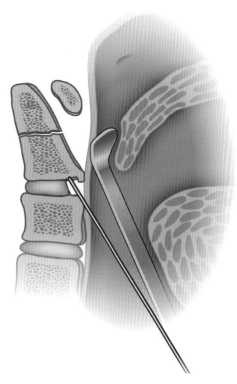

图2-3-3　在C$_2$椎体前下缘、C$_2$/C$_3$间盘层面内钉
　　　　　入一根与空心螺钉配套的克氏针（或
　　　　　1.25 mm导丝）

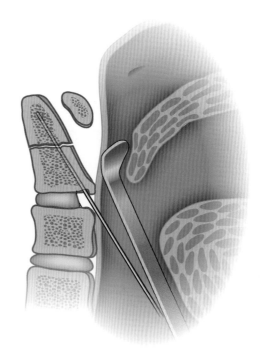

图2-3-4　将克氏针或1.25 mm导丝在透视引导下小心
　　　　　转入齿突，直至其尖端到达齿突尖端的皮
　　　　　质骨

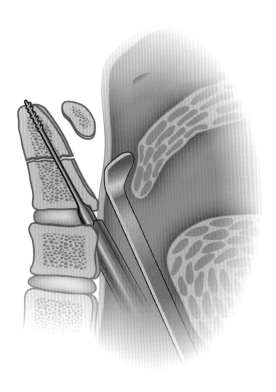

图2-3-5 3.5 mm空心攻丝尖端刚好穿透
齿突尖端的皮质骨

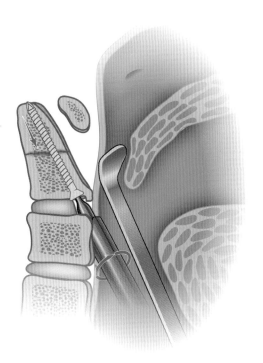

图2-3-6 植入适当长度的直径为4 mm
的空心拉力螺钉

骨折的位移。然后在入钉点处直接用直径为2.5 mm的钻头，并在软组织保护器保护和透视引导下直接钻入齿突，直至尖端刚好穿透齿突尖部的皮质骨。使用一个直径为4 mm的丝锥，然后植入适当长度的直径为4 mm、部分螺纹的松质骨螺钉。

图2-3-7为一例采用前路经皮齿突螺钉固定的病例。

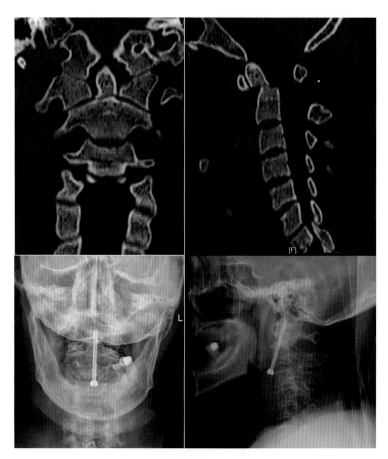

图2-3-7　Ⅱ型齿突骨折行前路经皮齿突螺钉固定

三、注意事项

对于齿突骨折分型应认真分析，选择合适的病例是成功使用前路经皮齿突螺钉最重要因素。如先前所强调的，螺钉与骨折线垂直交叉，横韧带撕裂，或粉碎的Ⅱ型齿突骨折等情况下，使用前路经皮齿突螺钉固定都是禁忌。

细致的软组织处理及使用钻孔引导器、软组织保护器和手持式牵开器来保护周围结构，将降低术中喉返神经、颈动脉鞘或食道损伤的风险。在伤口闭合之前，应进行细致的止血以防止血肿形成。

第四节

颈椎前路椎间盘切除融合术

一、概述

颈椎前路椎间盘切除融合术（anterior cervical discectomy and fusion，ACDF）是一项成熟而安全的技术，可用于治疗多种颈椎疾患。ACDF有两个组成部分：椎间盘切除术和融合术，其主要适应证中，一类为椎间盘源性疾病，需摘除病变椎间盘，融合是为了重建椎间盘摘除后的颈椎序列稳定性；另一类以融合为主要目标，进行椎间盘切除术仅是为了提供融合的界面，或者是为了纠正畸形。

（一）适应证

脊髓型颈椎病或神经根型颈椎病，保守治疗疼痛不能缓解者；外伤性或退变性颈椎失稳者；颈椎后凸畸形，需要前路进行松解和重建颈椎前凸者；椎间隙感染，行清创和内固定术者。

（二）禁忌证

对于退变性颈椎疾病而言，术前需认真评估颈椎间盘摘除后能否有效减压。例如多节段僵硬的颈椎后凸畸形，单纯椎间盘摘除难以完全矫正后凸和解除来自椎体层面的脊髓腹侧压迫，单纯椎间盘摘除并不合适；多节段的后纵韧带骨化（ossification of cervical posterior longitudinal ligament，OPLL），也不适宜采用ACDF。对于创伤性的颈椎失稳等情况，也应认真评估颈椎稳定性破坏的严重程度，严重的累积三柱的颈椎创伤并不能通过单纯的ACDF来重建并获得足够的稳定性，往往需要辅以后路固定。椎间隙感染并不是ACDF的禁忌证，反而是其一个适应证。椎间病灶清除，固定邻近节段颈椎有助于炎症的控制，同时也有助于病原学诊断。

二、操作步骤

（一）麻醉

一般采用气管内全身麻醉。对于颈椎失稳严重，或者颈髓压迫严重的病例，要避免插管时的过度头部后仰，必要时可采用经鼻腔支气管纤维镜下插管。

（二）体位

ACDF的体位相对简单。患者仰卧于可透视的手术床上，将肩背部垫高以保持颈部后仰而有利于暴露。如果严重椎管狭窄并伴有脊髓病，应注意避免过度伸展，因为这可能会增加对脊髓的压迫。对于需要进行髂骨自体骨移植的病例，就需要垫高取骨侧骨盆。双肩膀可以用胶带向下牵拉，以避免侧位透视时肩关节对下颈椎的遮挡。

（三）显露

做一个横向的皮肤切口，根据可触及的标志物推测大致的节段：舌骨对应C_3，甲状软骨上缘对应C_4，环状软骨对应C_5的下缘或C_6（图2-4-1）。横切口相对于纵切口更美观，切口可位于左侧或右侧，通常取决于外科医生的操作习惯。喉返神经在右侧走行更高，相对而言在理论上处理较低节段椎间隙时损伤喉返神经的概率更大，但并无明确的证据支持。沿切口方向横行切开颈阔肌，然后在颈阔肌深面的间隙沿胸锁乳突肌表面纵向分离，其近端和远端分离的范围依据处理节段的多寡而定。沿着胸锁乳突肌内侧边界的筋膜打开至一定长度。接下来用食指触碰颈动脉位置，并钝性分离颈动脉鞘内侧的间隙，即可到达椎间隙。

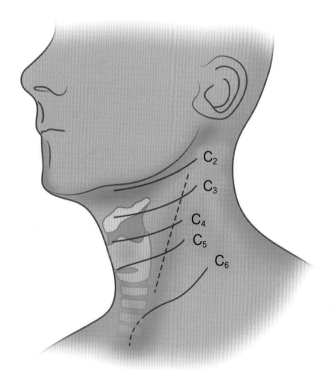

图2-4-1　颈前路各节段手术切口水平

一般需要侧位透视以明确节段，以前端不超过10 mm的钝针头刺入椎间隙内，然后侧位透视确定手术节段。定位后适当向两侧剥离颈长肌，然后放置自动牵开器，牵开器的挡片应置于颈长肌深面（图2-4-2、图2-4-3）。

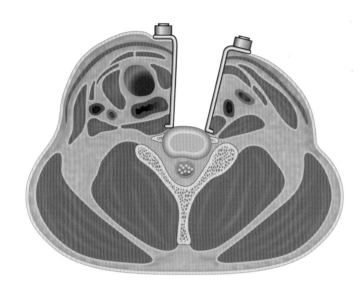

图2-4-2　以自动牵开器牵开颈长肌，显露责任节
　　　　　段（横断面示意图）

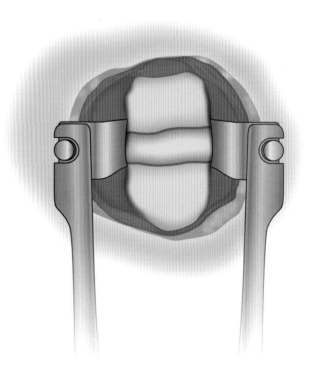

图2-4-3　以自动牵开器牵开颈长肌，显露责任节段
　　　　　（切口正面观）

（四）仪器/设备/植入物

所需的手术器械取决于所选内植物的类型以及是否使用钢板。当不计划进行其他后路手术时，通常需使用钢板或者带有铆钉结构（螺钉或弹片）的椎间融合器。各种类型的钢板在单节段融合时无明显差异，对于多节段融合则建议采用动态加压钢板。

椎间融合内植物有多种选择，可根据外科医生喜好选择。如果采用自体骨，最好使用摆锯而非骨刀截取植骨块，摆锯可减少皮质边缘的损伤。此外也可以采用预制同种异体骨。无论是自体骨还是同种异体骨，最好采用髂骨的三面皮质骨，因为它具有皮质的边缘，可以提供即时的支撑力，同时有较大的松质骨接触面，有利于快速融合。虽然异体股骨皮质骨环有很强的支撑作用，但其中央缺乏有效的松质骨接触面，且骨愈合过程缓慢。此外，人工合成的椎间融合器也是不错的选择，其中央区域有可植入松质骨的空洞，一般为聚醚醚酮（PEEK）或钛合金材料。对于椎间隙内能否应用rh-BMP仍存在争议，rh-BMP有促进椎间融合的作用，但有报道称其可加重颈前软组织水肿从而增加术后气管阻塞的风险。

椎间盘摘除：纤维环前部用15号手术刀切除，并咬除前缘骨赘，可改善视野和利于后期钢板放置（图2-4-4）。置入椎间撑开器，可置于椎体中线，也可偏向一侧，此时撑开钉的钉道可作为后期螺钉置入的通道（图2-4-5）。用椎间撑开器撑开椎间隙有利于椎间盘后部和椎体后缘的显露（图2-4-6）。用髓核钳和刮匙清除椎间盘组织和软骨终板，勿穿透骨性终板（图2-4-7）。椎间盘切除范围应向外侧延伸至钩突部分。是否进行椎间孔减压、中央区骨赘切除的范围、后纵韧带是否切除，均取决于局部病变情况（图2-4-8）。椎间撑开器

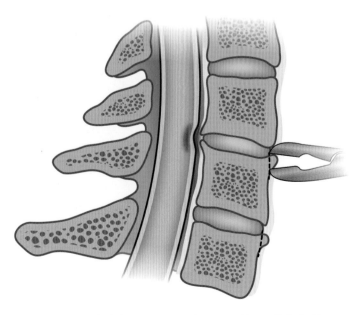

图2-4-4　咬除前缘骨赘，可改善视野和利于后期钢板放置

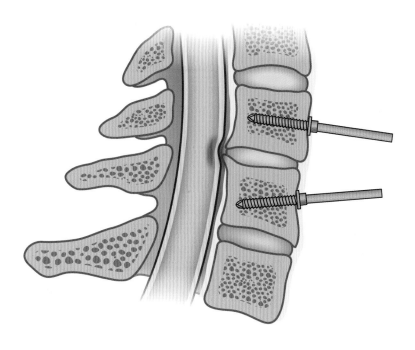

图2-4-5　置入椎间撑开器，可置于椎体中线，也可偏向一侧，
此时撑开钉的钉道可作为后期螺钉置入的通道

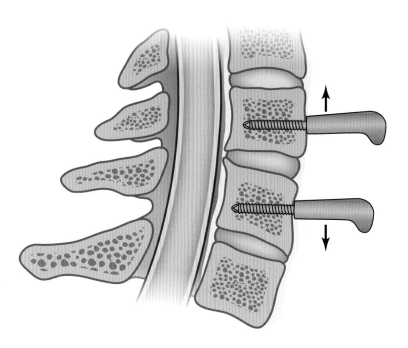

图2-4-6　撑开椎间隙，有利于椎间盘后部和后纵韧带等结构的
显露

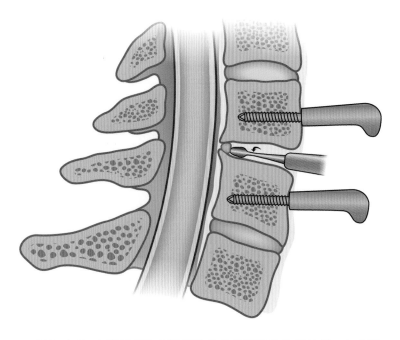

图2-4-7　以髓核钳和刮匙清除椎间盘组织和软骨终板，勿穿透
　　　　　骨性终板

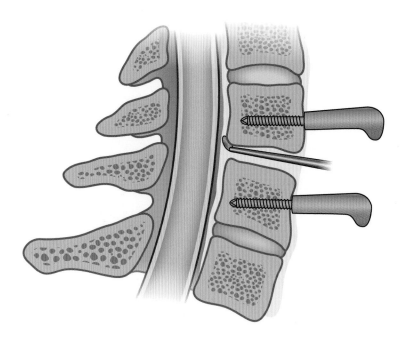

图2-4-8　以刮匙或磨钻逐渐切除后缘骨赘，后纵韧带是否切除，
　　　　　取决于局部病变情况

在撑开椎间隙时务必注意撑开螺钉可能切割椎体的情况，撑开时应缓慢，撑开螺钉应平行放置。椎间盘摘除和椎管减压时需要良好的照明，建议在有光源照明的条件下，通过放大镜或显微镜进行操作。

（五）内植物植入

完成椎间盘摘除和椎管减压后，进一步处理软骨终板，保留骨性终板使其能够保留足够的支撑力。可切除椎体前缘部分骨赘和骨性终板前缘部分，以保证椎间内植物与骨性终板充分接触。根据测量结果选择高度合适的椎间植入物，可适当撑开椎间隙以扩大椎间孔，并有助于重建颈椎前凸（图2-4-9）。植入椎间植骨块或椎间融合器后，依据内植物的情况选择是否使用钢板固定。选择长度合适的钢板，钢板末端勿过于靠近邻近椎间隙，避免加快邻近椎间隙退变（图2-4-10）。螺钉一般选择长度为14～16 mm的锁定螺钉，万向锁定钢板可以提供更多螺钉置入的选择角度。在锁定前应透视正侧位片以确定内植物位置良好，螺钉长度良好，然后锁定螺钉，关闭切口。

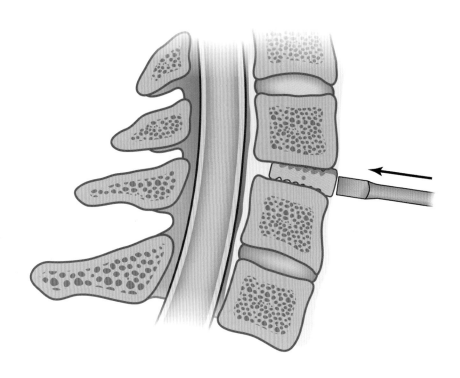

图2-4-9　根据测量结果选择高度合适的椎间植入物，可适当撑开椎间隙以扩大椎间孔，并有助于重建颈椎前凸

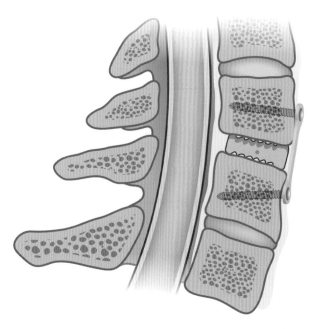

图2-4-10　选择长度合适的钢板，钢板末端勿过于靠近
邻近椎间隙，避免加快邻近椎间隙退变

　　切口关闭前应该彻底止血，建议常规放置硅胶管引流，术后24～48h后拔除。逐层缝合伤口。术后4～6周内可佩戴硬质颈围。

　　图2-4-11为一例采用ACDF的病例。

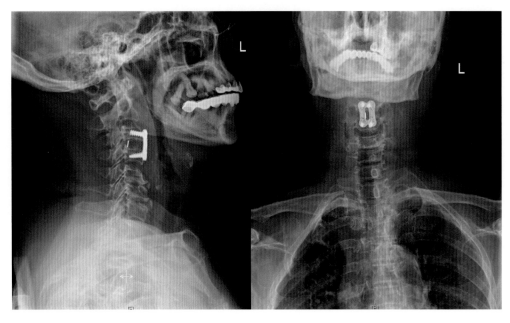

图2-4-11　颈椎病患者行ACDF

三、注意事项

该术式的可能并发症包括颈椎相关并发症和取骨区并发症。

取骨区并发症包括取骨区疼痛、骨折、臀上皮神经或股外侧皮神经的损伤。通过在髂前上棘后两横指以上，利用摆锯代替骨刀取骨可减少局部骨折的发生率。需注意股外侧皮神经的变异可能位于髂前上棘前后1 cm附近。术后取骨区疼痛也使得术者更青睐于异体骨移植材料或合成材料。

颈椎术后有活动性出血，存在局部血肿形成并压迫气管导致窒息的风险；虽然发生率很低，但万一发生就可能致命。应常规放置引流管，颈椎前路术后患者床旁应常规放置气管切开包等，一旦发现窒息的情况，及时开放气道是首要，待气道开放后再进行血肿清除和止血。此外，椎管内血肿形成可能压迫脊髓引起瘫痪，如术后神经功能良好，但逐渐出现脊髓功能障碍，应及时诊断并清除血肿，再解除压迫。

颈椎前路手术感染相对较少，但是在内植物后部可能形成脓肿，进而压迫脊髓。在明确脓肿形成时，应积极治疗感染，及时实施清创术。在暴露过程中，脓肿对毗邻结构的损伤也可能是灾难性的。食管穿孔可由于操作直接损伤而立即发生，或由于牵开器导致组织压力性坏死和侵蚀而延迟发生。如果在手术中发现食管穿孔，则应立即咨询耳鼻喉科医生，可考虑直接修复并协助后续处理。术后发生感染时应始终考虑食管穿孔的可能性。如果手术时间超过2h，则应松开牵开器以观察下方的组织是否受损或出现压力性坏死。每次手术结束时，最好在关闭前检查食道情况以及时发现意外损伤。

喉返神经麻痹是引起单侧声带麻痹最常见的神经损伤。通常是临时的，也可能是永久的。喉返神经的走行在左右两侧不同。在显露的过程中，术者应该注意喉返神经的位置。对于颈前路翻修手术，尤其是当术者选择在原切口对侧入路时，术前需对声带功能进行术前评估，避免双侧喉返神经瘫痪可能会造成的灾难性后果。在术中，可以将牵开器挡片小心地放置在颈长肌的深处以使其不与气管、食管间隔相抵。有术者建议在放置牵开器后应将气管插管球囊放气，待其自动调整位置后再次充气，可减少对喉返神经的压力，但是该建议目前尚未得到明确证实。

一般来说，进行椎体次全切除术时，椎动脉损伤的可能性更大，但也可能是由于在单纯椎间盘切除术中过度侵入椎间孔所致。外科医生应熟悉椎动脉与钩椎关节、椎间孔和神经根的相对解剖位置，以减少损伤发生的风险。术中可能会发生脊髓或神经根损伤，但其发生率不到1%。术者在处理椎间盘后部时应避免使用过大的神经剥离子、Kerrison咬骨钳和刮匙。内植物后移是脊髓损伤的原因之一，椎体后方的唇缘可以帮助防止内植物后移，不建议将其完全切除。

吞咽困难可能比实际报道的发生率更高。通常程度较轻，以至于患者不会主动告知，往往被询问时才会注意到吞咽困难的存在。完全预防可能很难，尽量减少持续食道牵引时间、避免隐蔽性损伤和瘢痕形成、避免术后血肿等措施可能有助于减少此类问题的发生。

内植物断裂和松动可能在术后早期或晚期发生。早期发生的内植物失败多和手术操作失误、骨质差或稳定性受损严重有关，单独使用ACDF难以重建足够的稳定性。迟发内固定失败更多是由骨不愈合和持续的微动造成的。一般来说，前路颈椎融合率相当高，在一般情况下各种椎间移植材料均可获得相当高的融合率。但当患者存在不利于骨愈合的情况时，包括吸烟、放射治疗后、不融合病例的翻修手术、多节段融合等情况，应首先考虑自体骨移植。

最后，ACDF后可能会导致相邻节段的退变加重，一些退变是自然退变，还有一些是融合造成的节段运动损失令邻近节段退变加速。据估计，颈椎病患者相邻水平的退行性改变以每年约3%的速度增加。这种远期的并发症也促进了诸如行椎间盘置换术以保留手术节段运动功能的技术发展。

第五节

颈椎前路椎体次全切术

一、概述

（一）适应证

颈椎前路椎体次全切术（anterior cervical corpectomy and fusion，ACCF）有多种适应证。在合并神经功能障碍的颈椎爆裂性骨折中，需切除部分椎体并对椎管进行减压。其他适应证包括肿瘤、感染、畸形、后纵韧带骨化（OPLL）和颈椎病。对于严重的脊髓型颈椎病、快速进展的脊髓功能障碍、持续存在根性痛（3个月）的神经根型颈椎病、进行性颈椎后凸畸形的患者，建议及时进行手术干预。

（二）禁忌证

ACCF没有特定的禁忌证。但是，脊髓和神经压迫局限于1~2个椎间间隙层面时，应首先考虑进行颈椎前路椎间盘切除融合术（ACDF）。此外，如果压迫主要来源于后方，为多节段颈椎病或先天性骨性椎管狭窄，由退变或炎性疾病引起的椎体前柱骨性强直，既往颈部手术史或合并严重的前部软组织损伤，连续性OPLL，以及严重的骨质疏松症都可能会增加内植物塌陷的概率，因此应首先考虑后路手术。

二、操作步骤

（一）麻醉

一般采用气管内全身麻醉。对于颈椎失稳严重，或者颈髓压迫严重的患者，要避免插管时头部过度后仰，必要时可采用经鼻腔支气管纤维镜下插管。

（二）体位

ACCF的体位相对简单。患者仰卧于可透视的手术床上，将肩背部垫高以保持颈部后仰而有利于暴露。如果有严重椎管狭窄并伴有脊髓病，应注意避免过度伸展，因为这可能会增加对脊髓的压迫。对于需要进行髂骨自体骨移植的病例，就需要垫高取骨侧骨盆。双肩膀可以用胶带向下牵拉，以避免侧位透视时肩关节对下颈椎的遮挡。

（三）仪器/设备/植入物

标准的颈椎手术器械包。其中包括全套Kerrison咬骨钳，特别是薄唇的Kerrison咬骨钳、刮匙。侧方切割的金刚钻磨头是一种非常有价值的工具，可在不向底部脊髓施加过大压力的情况下磨除靠近硬脑膜的骨骼。椎体切除术中还应准备常用的止血材料（凝血酶浸泡过的可吸收明胶海绵、止血纱和骨蜡等）。椎体撑开器能够有效地维持椎体切除局部处于被牵开的状态。

（四）显露

执行标准的颈前入路。虽然横切口足以实施1~2节段的椎体切除术，但当需要进行更广泛的椎体切除和椎管减压时，纵向切口则更为合适。暴露椎前间隙并确定手术节段后，首先在椎体切除范围近端和远端上做标记，以保持术中椎体切除时的方向。通常，应将颈长肌横向分离2～3 mm，以放置自动牵开器。钩椎关节为确定椎体切除的外侧边界提供了参考标志，以避免损伤椎动脉。

（五）椎体切除

首先，在切除椎体的远、近端椎体内置入撑开器（图2-5-1），撑开病椎头尾端相邻的椎间隙（图2-5-2），在所有实施椎体切除的范围内进行椎间盘切除（图2-5-3、图2-5-4）。然后，使用宽口咬骨钳在椎体中央部位咬出一个纵行骨槽（图2-5-5、图2-5-6），利用直径为5 mm的高速磨头加宽、加深骨槽（图2-5-7、图2-5-8）。术前CT脊髓造影或MRI可用于评估骨槽的宽度，同时可评估椎动脉的走行。在C_6节段减压范围可以宽达19 mm，而在C_3节段减压范围一般不超过15 mm。

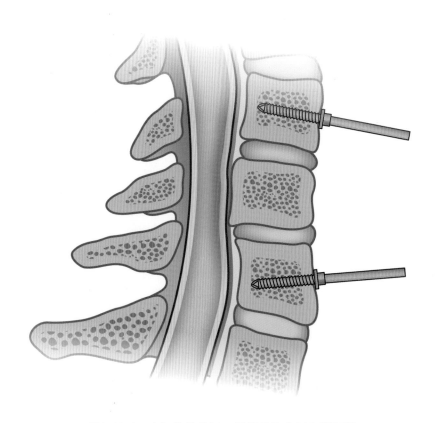

图2-5-1　在切除椎体远、近端椎体内置入撑开器

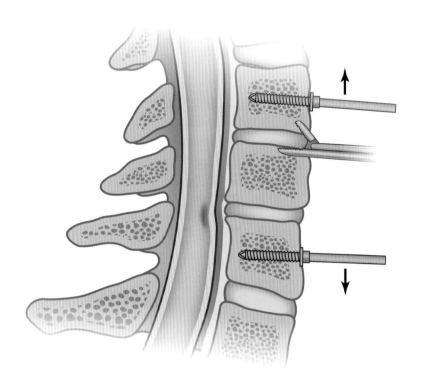

图2-5-2　撑开病椎头尾端相邻的椎间隙，切除头端椎间盘

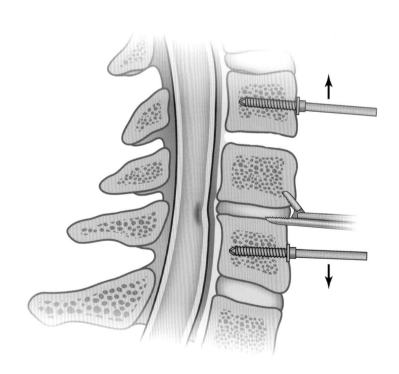

图2-5-3　切除尾端椎间盘

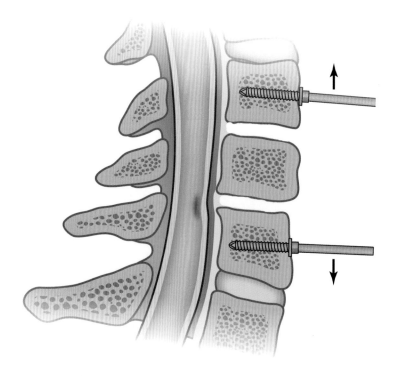

图2-5-4　切除头、尾端椎间盘后，进一步撑开，以利于后纵韧带
　　　　　保持张力，进而切除和重建颈椎前凸

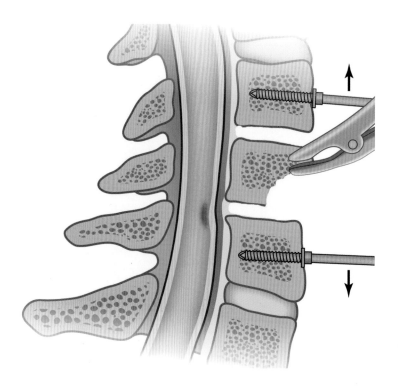

图2-5-5　利用宽口咬骨钳在椎体中央部位咬出一个纵行骨槽
　　　　　（矢状面观）

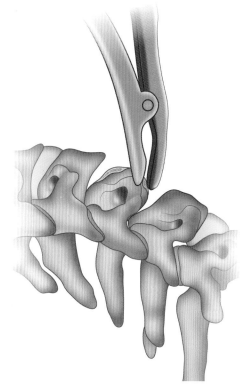

图2-5-6　利用宽口咬骨钳在椎体中央部位咬出一个纵行骨槽（整体观）

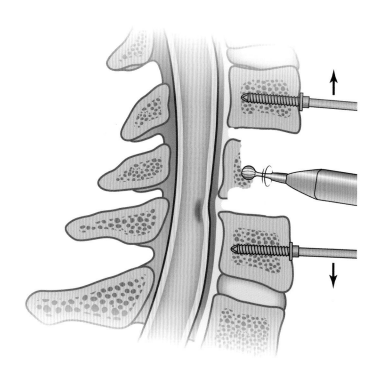

图2-5-7　利用直径为5 mm的高速磨头加宽、加深骨槽（矢状面观）

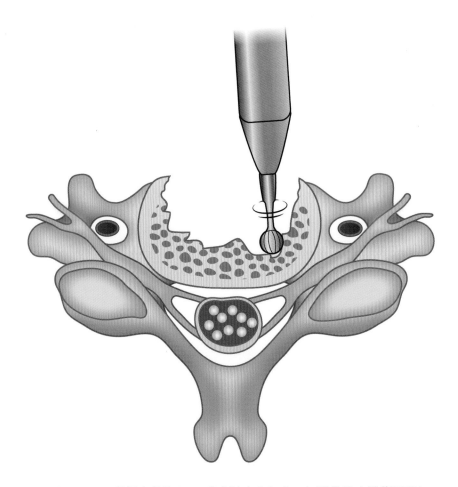

图2-5-8　利用直径为5 mm的高速磨头加宽、加深骨槽（横截面观）

　　利用高速磨钻使后方皮质变薄之后，使用一个小刮匙沿着骨槽的外侧缘刮破皮质。再利用小刮匙或2 mm宽的Kerrison咬骨钳扩大皮质缺口，然后逐步切除剩余的薄层骨皮质（图2-5-9、图2-5-10）。椎体切除术中央减压范围宽度应至少为15 mm，以提供足够的脊髓减压。除非后纵韧带骨化，或者髓核碎片被挤破后纵韧带到达硬膜囊腹侧，否则一般无须常规行后纵韧带切除。由于因严重OPLL而切除后纵韧带时可能会出现硬脑膜与后纵韧带严重粘连，强行切除后纵韧带可能引起大范围的硬膜囊缺损，因而可将与硬膜囊粘连的骨化的后纵韧带孤立，以达到减压的目的。

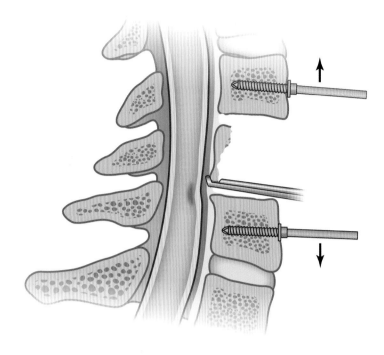

图2-5-9　利用小刮匙或2 mm宽的Kerrison咬骨钳扩大皮质缺口，然后逐步切除剩余的薄层骨皮质（矢状面观）

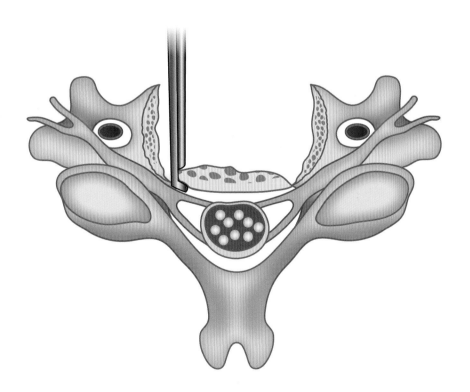

图2-5-10　逐步切除剩余的薄层骨皮质或联合后纵韧带切除（横断面观）

（六）结构性植骨

椎体切除和神经减压完成后，需要进一步行结构性植骨。由于自体结构性植骨供体部位的高并发症概率，自体结构性移植物（腓骨或整块髂骨）的使用正在减少。可选择装有自体松质骨的骨笼实施结构性植骨，并行钢板内固定（图2-5-11）。

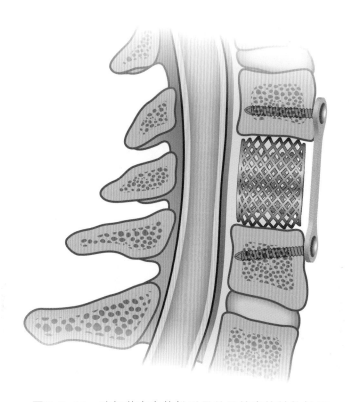

图2-5-11　选择装有自体松质骨的骨笼实施结构性植
　　　　　骨，并行钢板内固定

椎体切除术后结构性植骨的材料选择存在争议。自体植骨融合率更高，但往往伴随较高概率取骨相关的并发症风险。特别是吸烟或类风湿关节炎的患者，希望通过自体结构性植骨（腓骨或整块髂骨）获得更高的融合率，但取骨往往会伴随较高的取骨区并发症风险，是否采取自体结构性植骨（腓骨或整块髂骨）往往很难选择。

一般可选择钛合金或聚醚醚酮（PEEK）材质、中央区可填充自体松质骨的骨笼来替代自体结构性植骨。同种异体腓骨来源的结构性植骨也可以达到满意的融合率，腓骨中央填充自体松质骨可增加融合成功的概率。美国食品药品监督管理局（FDA）尚未批准将重组人骨形态发生蛋白-2（rh-BMP-2）用于颈椎前路手术。在ACDF中与同种异体骨结合使用rh-BMP-2的案例已经获得良好的融合率。然而，有报道称与rh-BMP-2相关的颈前软组织水肿会增加术后气管阻塞的风险。目前认为该不良反应与剂量有关，在颈椎中降低rh-BMP-2使用剂量可以减小这种潜在致命风险的概率。在推荐颈前路广泛使用rh-BMP-2之前，需要更多的研究来证明rh-BMP-2在颈椎使用中的安全性。

钢板内固定：一般需要额外的颈椎钢板以提供更坚硬的稳定性，并降低结构性植骨移位的风险（图2-5-11）。一般建议使用可以由动力加压的锁定钢板。行单节段和双节段的椎体次全切除术后辅以前路钢板固定即可提供足够的稳定性，但C$_3$节段的椎体次全切除后常需要同时增加后路固定以提供足够的稳定性。

图2-5-12为一例颈椎病患者行前路ACCF的病例。

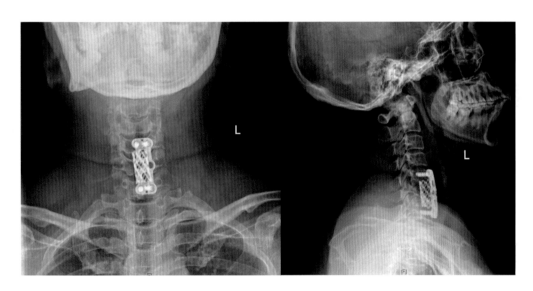

图2-5-12　颈椎病患者行ACCF后X线片

三、注意事项

颈椎前路手术后最常见的颈部问题是短暂性的咽喉疼痛和吞咽困难。术者一般认为这种并发症发生的概率很低，然而大多数患者会存在数周的吞咽困难，需要在吞咽前充分咀嚼食物才能完成吞咽。使用钝头自动牵引器并避免过度牵引，可以降低食管损伤的风险。食管的穿孔损伤极少见，一旦发生则可能会危及生命。晚期食道穿孔通常伴有钢板或螺钉松动或拔出，但损伤很少因为内植物移位挤压损伤而引起。如果在初次手术时发现食管穿孔，应尽一切努力进行紧急修补。后期穿孔较难修复，一般需要长时间经鼻胃肠减压和肠外营养。

与所有外科手术一样，在操作过程中注意细节会改善手术的显露效果，从而可以更安全地减压和重建。将患者的手臂保持在侧面并对其进行牵拉可提高术中透视的可视性。在颈部较为粗壮的患者中，纵向切口可提供更好的线路和视野，并有利于后期延长切口。放大镜和头灯或手术显微镜将进一步改善视野。切断颈阔肌和潜行的筋膜游离释放有助于深层解剖和操作。颈长肌剥离的范围应超过切除范围上下间盘至少半个椎体，配合自动牵开器可给术者提供良好的手术视野。当减压和重建的范围较大时，可以在切口的纵向另外放置一个自动牵开器。如减压耗时较长，应定期松开自动牵开器，以使软组织结构减压。

第六节

颈椎前路椎体骨化物复合体可控前移术

一、概述

对于骨化物侵占率＜60%、颈椎前凸存在的长节段（骨化累及3个节段及以上）颈椎后纵韧带骨化（OPLL），常采用后路单开门（或双开门）椎管扩大椎板成形术。后路椎管扩大椎板成形术需要使脊髓向后漂移来实现对骨化物的躲避和对脊髓神经的减压，这一方面需要颈椎仍存在一定的颈椎前凸（K线阳性），另一方面，脊髓的漂移也引起颈髓自然位置的改变，这也被认为与C_5神经根麻痹等相关。临床实践中，长征医院应用颈椎前路椎体骨化物复合体可控前移术（anterior controllable antedisplacement and fusion，ACAF）治疗长节段OPLL患者取得了良好的效果：ACAF可将骨化物及前方椎体一同向前方提拉，在完成直接减压的同时使脊髓继续保持在自然位置，进而实现对脊髓的"原位减压"。

（一）适应证

颈椎后纵韧带骨化症，骨化累及椎体数量≥3个。

（二）禁忌证

①畸形、强直性脊柱炎、类风湿关节炎等累及颈椎者。②有颈椎外伤、手术史者。③严重骨质疏松者。④局限型骨化，且预计减压节段＜3个的患者；连续型或混合型骨化，且预计减压节段＞5个的患者；骨化广泛，预计减压节段＞3个，且合并有局限型巨大骨化灶或较严重椎间盘突出的患者。

二、操作步骤

（一）麻醉

一般采用气管内全身麻醉。对于颈髓压迫严重的病例，要避免插管时头部过度后仰，必要时可采用经鼻腔支气管纤维镜下插管。

（二）体位

ACAF的体位基本同前路颈椎椎体次全切手术。患者仰卧于可透视的手术床上，将肩背部垫高以保持颈部后仰而有利于暴露。如果有严重椎管狭窄并伴有脊髓病，应注意避免过度伸展，因为这可能会增加对脊髓的压迫。对于需要进行髂骨自体骨移植的病例，就需要垫高取骨侧骨盆。双肩膀可用胶带向下牵拉，以避免侧位透视时肩关节对于下颈椎的遮挡。

（三）仪器/设备/植入物

标准的颈椎手术器械包。其中包括全套Kerrison咬骨钳，特别是薄唇的Kerrison咬骨钳、刮匙、高速磨钻或超声骨刀。椎体切除术中还应准备常用的止血材料（凝血酶浸泡过的可吸收明胶海绵、止血纱和骨蜡等）。椎体撑开器能够有效地维持椎体切除局部处于被牵开的状态。

（四）显露

执行标准的颈前入路，一般采用斜形切口更为合适。沿颈动脉鞘及颈内脏鞘间钝性分离，显露椎体及椎间盘，C形臂X线机定位手术节段，将颈长肌横向分离2~3 mm，以放置自动牵开器。钩椎关节为确定椎体切除的外侧边界提供参考标志，以避免损伤椎动脉。

（五）椎间隙处理

去除责任节段椎间盘及椎间隙后缘骨赘，处理上下终板使其平整，显露后纵韧带。拟提拉节段头尾端，须于椎间隙切开并咬除后纵韧带，其余椎间隙后纵韧带则无须处理。

（六）切除椎体前方骨质

根据各节段骨化物的厚度，切除椎体前方部分骨质，为责任节段整体向前提拉预留空间（图2-6-1、图2-6-2）。

（七）椎体两侧开槽

根据影像资料测量骨化物宽度，其在椎体前表面的投影向两侧旁开1 mm即为开槽边界（图2-6-3），操作时需注意确保开槽边界宽于骨化物宽度。磨钻和咬骨钳配合使，于两边界线在椎体开槽，移除骨质，直至咬除椎体后壁的皮质骨。为操作安全，此时仅咬除受术者对侧开槽的槽底皮质骨，而受术者同侧的槽底椎体后壁则暂时保留，以维持椎体位置不变。

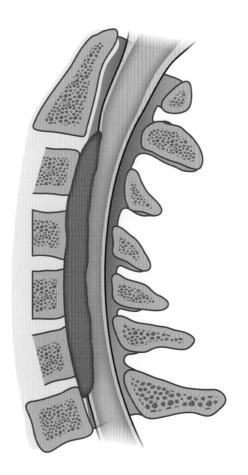

图2-6-1　根据各节段骨化物的厚度，切除椎体
前方部分骨质

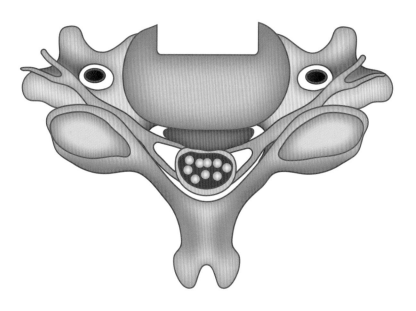

图2-6-2　根据影像资料测量骨化物宽度，切除
　　　　　部分前方椎体

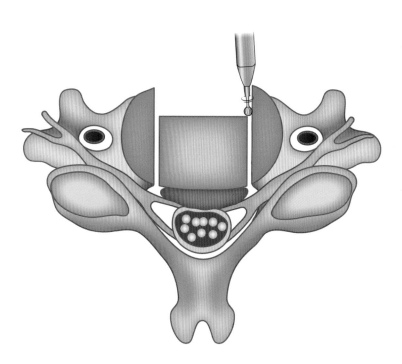

图2-6-3　根据影像资料测量骨化物宽度，其在椎体前表面
　　　　　的投影向两侧旁开1 mm开槽

（八）安装内植物

于各间隙安装椎间融合器，然后将预弯的钛板置于椎体前缘，于各椎体安装椎体钉。此时待提拉椎体的螺钉只需旋拧至贴靠钛板，无须拧紧（图2-6-4、图2-6-5）。同时，切除术者同侧槽底椎体后壁，使椎体从脊柱游离。

（九）椎体—骨化物复合体前移

探查确定待提拉椎体完全游离后，逐步拧紧其椎体钉，可见椎体连同骨化物一并前移，直至椎体与钛板紧密贴合，即完成提拉（图2-6-6至图2-6-10）。

（十）植骨

在两侧开槽内进行植骨。而后冲洗切口，止血引流，逐层缝合。

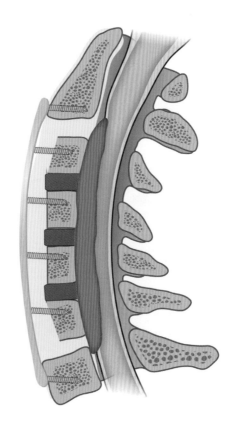

图2-6-4　于各间隙安装椎间融合器，然后将预弯的钛板置于椎体前缘，于各椎体安装椎体钉。此时待提拉椎体的螺钉只需旋拧至贴靠钛板，无须拧紧

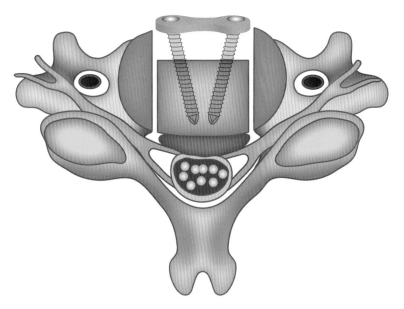

图2-6-5　待提拉椎体的螺钉只需旋拧至贴靠钛板，无须拧紧

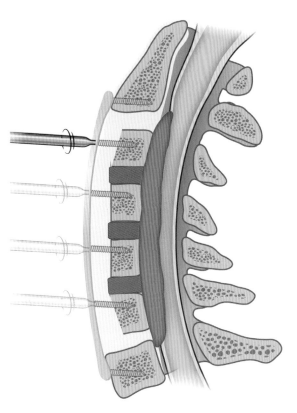

图2-6-6　探查确定待提拉椎体完全游离后，逐步拧紧
其椎体钉，以缓慢完成提拉

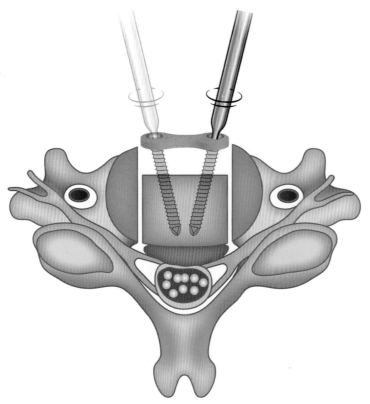

图2-6-7　逐步拧紧其椎体钉，以缓慢完成提拉

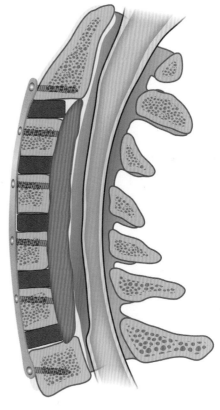

图2-6-8　拧紧其椎体钉后，可见椎体连
同骨化物一并前移（侧面观）

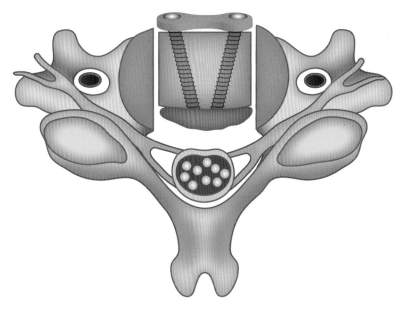

图2-6-9　拧紧其椎体钉后，可见椎体连同骨
化物一并前移（横断观）

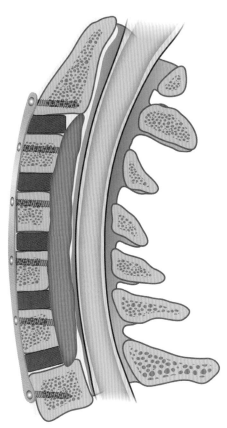

图2-6-10　椎体连同骨化物一并前移，椎管容
积恢复，完成减压

三、注意事项

颈椎前路手术后常见问题均可出现于ACAF，请参考颈椎前路椎间盘切除融合术（第二章第四节）/颈椎前路椎体次全切术章节（第二章第五节）。

C_5神经麻痹的重要发病机制之一是脊髓过度向后漂移或前移导致的神经根牵拉，ACAF术中椎体过度前移或不对称前移仍有可能导致脊髓过度前移或侧移从而引起C_5神经麻痹。为确保ACAF顺利重建椎管前壁，术者必须在开槽和提拉过程中注意垂直开槽和垂直提拉，从而确保椎体沿中线向腹侧移动，以避免出现单侧不对称提拉和脊髓偏移。同时，术者需结合骨化物厚度和颈椎曲度确定适宜的提拉距离，防止过度提拉和脊髓过度前移。理想的提拉以恢复椎管正常前后径为标准，即提拉后骨化物刚好移出椎管。因此，理论上椎体前部骨质切除的厚度与后方骨化物厚度相等时即可实现理想提拉。但是，椎体实际提拉距离会受到预弯钛板曲度的影响，曲度越大，提拉时椎体前表面与钛板间距离越大，实际提拉距离越大，导致椎管矢状径过度增加。因此，对颈椎曲度变直的患者安装预弯钛板进行纠正时，为避免提拉过度，需根据钛板预弯的目标曲度，适当减少椎前骨质切除厚度。术中可先将预弯钛板置于椎前，利用神经剥离钩测量钛板—椎体间距，确定合理的椎前骨质切除厚度。

第七节

颈人工椎间盘置换术

一、概述

对于累及1~2个节段的脊髓型颈椎病和神经根型颈椎病，颈椎前路椎间盘切除融合术（ACDF）已经被临床试验及影像学资料证实为脊柱外科中最有效和最成功的手术之一。该术式整体上来说是非常成功的，但融合具有活动度的椎间关节也有明显的缺点：存在诱导并加速邻近节段退变的潜在风险，ACDF术后每年约有2.9%的邻近节段退变的发病率，在ACDF术后10年会有25.6%的患者出现伴有症状的邻近节段退变。治疗伴有症状的邻近节段退变通常是比较困难的，一般需要额外的椎间盘摘除和钢板固定，这增加了术后吞咽困难和钢板置入失败的风险。尽管1～2个节段的ACDF仍是治疗脊髓型颈椎病和神经根型颈椎病的有效手段，但该手术的缺点依然引起了学者对颈椎间盘置换术的极大关注。与ACDF相比，颈椎间盘置换术仍处于起步阶段，但其明显的优点有可能弥补ACDF的缺点，保持甚至改善远期的临床疗效。颈椎间盘置换术的目的是保持或恢复椎间高度、脊柱平衡和椎间关节的活动性，进而避免邻近节段的关节退行性病变。

（一）适应证

颈椎间盘置换术的适应证与颈椎间盘切除和融合术的适应证几乎相同，即椎间盘向后压迫引起的脊髓型颈椎病和神经根型颈椎病。更具体地说，颈椎间盘置换术是指对患有颈椎退行性椎间盘疾病，以及有颈髓和颈神经根压迫症状或体征（有或无颈痛）的患者，需要对其一到两个，甚至是3个颈椎水平进行外科手术治疗。患者应具有明确的椎间盘突出或颈椎病导致脊髓病或神经根病的症状。大多数新发的或继发于椎间盘突出的颈肩疼痛的患者，其症状在6周内均可通过非手术治疗措施得到改善。在患者接受颈椎间盘置换术前，应尝试过各种非手术治疗手段，包括抗炎止痛药物治疗、物理治疗和其他治疗（如痛点封闭注射、颈托支撑等）至少6周时间。显然，神经功能缺损或急性进展的颈椎病患者和已经证实脊髓压迫的患者需要尽快进行减压。在体格检查中，患者应具有病理体征，包括在对应的皮肤/肌群中出现反射、感觉或运动强度的异常。影像学检查应包括平片（包括前后位、侧位、斜位、屈曲和伸展）和进一步的影像学检查（MRI或CT扫描），尤其是要检查MRI禁忌证的患者。通过以上检查，很容易识别局灶性压迫性病变（无论是椎间盘突出还是椎间关节增生改变）。

（二）禁忌证

对于由先天性狭窄、后纵韧带骨化或任何其他病因引起的颈椎病，都不应进行颈椎间盘置换术。颈椎间盘置换术是一种基于椎间盘摘除的手术，只允许对椎间盘的病理改变进行减压。因此，这种方法不能解决来自后方的颈髓压迫。

颈椎间盘置换术不应在强直性脊柱炎、后纵韧带骨化（OPLL）或弥漫性特发性骨肥厚（diffuse idiopathic skeletal hyperostosis，DISH）患者中进行。强直性脊柱炎和DISH是手术禁忌证，这并不是因为手术会引起重大问题，而是关节置换后最终会发展为关节融合。在OPLL患者中，保留椎间关节运动可能会导致新骨进一步增生，进而导致脊髓受压。因此，我们认为OPLL是颈椎间盘置换术的一种绝对禁忌证。

颈椎间盘置换术的另一个禁忌证是因手术可能导致关节不稳定的患者，其中包括既往行颈椎椎板切除术的患者。出于同样的原因，椎体后柱不稳定、急性骨折或半脱位的患者不应行此术式。一个单纯创伤性椎间盘突出，且没有韧带损伤或椎间关节不稳定的患者，若对其行颈椎间盘置换术是很有可能取得成功的。椎板成形术是否成为颈椎间盘置换术的禁忌证仍有待确定。这有可能取决于所做的椎板成形术的类型，因为不同类型的椎板成形术会导致不同程度的关节不稳定。

患有持续或慢性颈椎感染的患者也不能行该手术。虽然稳定的融合通常是急性感染或慢性感染的最佳治疗方法，但植入有活动度的关节假体可能会加重现有的感染。

小关节病常被认为是关节置换术的禁忌证。然而我们认为，颈部疼痛的症状主要由小关节病变引起者才是颈椎间盘置换的禁忌证。很明显，有一些小关节病患者，几乎没有颈部疼痛。如果这样的患者发展为椎间盘突出并引起神经根病或脊髓病，那么我们认为进行颈椎间盘置换术是合理的。但大多数椎间盘突出的患者也会诉颈部疼痛，目前还不清楚这种疼痛有多大程度是由于椎间盘突出或是由于小关节病而引起。

其他禁忌证包括严重骨质疏松症。在这种情况下，假体可能会移位或塌陷，因此关节融合可能是一个更安全的选择。最后，虽然单纯的机械性腰痛且无下肢症状或神经学体征的患者是理想的腰椎间盘置换术的候选患者，但单纯颈部疼痛的患者并不是颈椎间盘置换术的理想选择。虽然他们也有可能从颈椎间盘置换术中获益，但目前还没有证据证实这一点。

二、操作步骤

（一）麻醉

一般采用气管内全身麻醉。对于颈椎失稳严重，或者颈髓压迫严重的病例，要避免插管时头部过度后仰，必要时可采用经鼻腔支气管纤维镜下插管。

（二）体位

开始手术前，需将患者仰卧置于一个可透射线的手术床上，以便在术中实施前后位和侧位透视。

颈部中立位对于终板的准备和椎间盘置换至关重要。如果颈部过伸，那么在终板准备的过程中，会导致取出过多的终板后半部以使上下端表面平行。这有可能导致假体向后移位，特别是在放置无约束型假体时，比如Bryan盘（medtronic sofamor danek, minneapolis, MN,

USA）。相反，如果颈部屈曲，会导致取出过多的终板前半部，进而导致假体向前移位。

（三）显露

标准的Smith-Robinson入路暴露颈椎。用标准化的或专用的拉钩系统牵开软组织，直视下暴露颈椎。在确定手术节段后，进一步游离颈长肌至两侧钩椎关节，可以彻底减压钩椎关节区，并准确地定位中线。

（四）椎间盘摘除和椎间隙准备

利用咬骨钳或磨钻去除椎体前缘所有的骨赘，使椎间盘间隙的前缘与椎体的其余部分保持平整。椎间盘间隙的任何残余骨赘都可能导致假体放置错位。术中用手指触摸椎间隙前缘可以判断是否切除了足够多的唇样增生和骨赘。切除骨赘后置入撑开钉，透视下保持撑开钉位于中线，以指导椎间盘假体的置入（图2-7-1）。

利用撑开器撑开椎间隙（图2-7-2），再进一步切除大部分的椎间盘（图2-7-3）。通常，使用手术刀片（15#）切开椎间盘前环，并使用髓核钳去除椎间盘碎片。应注意椎体外侧缘的减压，勿损伤椎动脉。一旦进行大部分的椎间盘切除，就要仔细地确定钩突的外侧边界。用一个小的刮匙（通常是2 mm宽）探查并刮除钩椎关节的软骨。在执行这一动作时，应注意防止刮匙意外损伤椎动脉，若经横向刮除钩突骨质则可能损伤椎动脉。

一旦双侧钩突清理干净，就很容易确定椎间盘间隙的中线。这样可以准确地放置椎间撑开钉，从而更容易确保人工椎间盘放置在椎间盘间隙的中心处。另一种确定中线的技术是用电刀灼烧形成一个标记中点，然后再牵开颈长肌。

一些椎间盘置换需要在减压前准备终板，而另一些则允许先减压再处理终板。对于后一种情况，应将椎间撑开钉固定在椎体中，以便撑开椎间盘间隙。重要的是把针放在中线上，以避免撑开椎间盘间隙不对称，这可能导致椎间盘置换放置假体时载荷不均匀或颈椎侧凸畸形。

用磨钻去除剩余的软骨终板，并轻柔地去除上终板的唇样增生，再继续向深处直到后纵韧带，在此过程中清除纤维环后方的所有残留物。去除少许上终板的前缘也可以更好地显露椎间盘间隙。但注意应尽量少地去除终板，因为不同的人工椎间盘系统对终板的处理有不同的要求。然后，用同样的方法移除下终板残余的软骨终板，并最低限度地去除下终板，使椎间隙上下方终板相互平行。

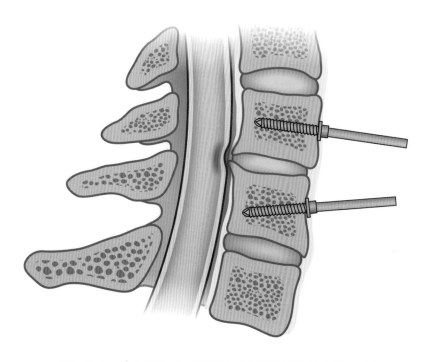

图2-7-1 置入撑开钉，透视下保持撑开钉位于中线，以指
导椎间盘假体的置入

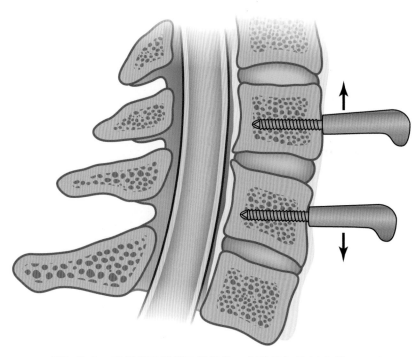

图2-7-2 利用撑开器撑开椎间隙，保持椎间隙适当撑开，以
恢复接近至正常的前凸

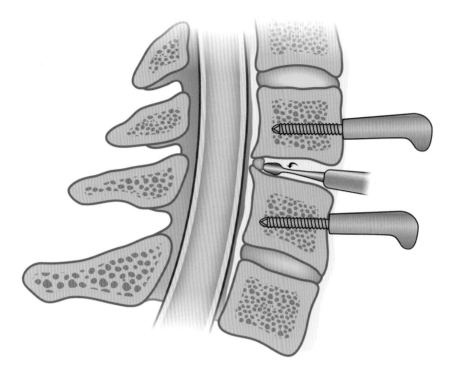

图2-7-3 切除大部分椎间盘

（五）减压

所有椎体后部骨赘必须去除时，最好使用磨钻切除（图2-7-4）。当进行椎间融合时，并不是必须去除所有这些骨赘，因为它们经常会随着时间的推移而重塑。然而，在进行颈椎间盘置换术时，必须去除骨赘，因为它们可能会随着持续的运动导致症状持续或恶化，甚至可能随着时间推移导致骨赘进一步增大。这些骨赘被去除后，将骨蜡涂在出血的松质骨上，不仅可以防止失血，更重要的是还可以有助于防止骨赘的复发。如果存在较大的椎间盘突出，则需常规探查后纵韧带后方，防止漏掉任何突破后纵韧带的碎片。一旦中央减压完成，下一步就要实施椎间孔减压。用Kerrison咬骨钳去除任何剩余的钩椎关节软骨，并确定钩突的外侧边缘。然后用高速磨钻使狭窄的椎间孔减压。在椎间孔减压过程中，必须非常小心，避免损伤椎动脉。为了帮助识别椎体的外侧边界（在椎动脉以外），可以在钩突的外侧放置一个Penfield4号或2号剥离子，以帮助牵开软组织并指引手术医师进行手术。有时为实现彻底的减压，部分或次全钩突切除术是必要的，但应尽量避免进行双侧完全钩突切除，因为钩突有助于整体脊柱稳定性和运动。最近，McAfee等人的生物力学研究表明，切除一个钩突可以保持假体的旋转稳定性，而双侧钩突的切除可能导致假体不稳定。在另一项研究中，Snyder等研究表明，颈椎运动范围随着钩椎关节的进行性切除术而显著增加，在双侧钩突完全切除的病例中可见到各平面活动的最大活动范围。也可以使用一个小的（直径为1 mm）Kerrison咬骨钳来进行椎间孔减压。使用Kerrison咬骨钳的危险在于钳的尖端不能在直视下放置在椎间孔中，它会无意中损伤神经根或椎动脉。此外，如果椎间孔已经严重狭窄，即使插入直径为1mm的咬骨钳也会进一步压迫和损伤神经根。另外后仰体位会进一步缩小椎间孔，如果患者的颈部呈该体位，那么Kerrison咬骨钳损伤神经根的风险就会进一步增加。

　　总之，需要认识到，在对神经根型或脊髓型颈椎病的患者进行颈椎间盘置换时，相比于椎间融合术的患者，需要更彻底、更广泛地清除钩突和骨赘，因为节段间持续运动可能导致颈椎病复发，而在椎间融合术患者中，一旦发生牢靠的融合，是很难见到骨赘复发的。

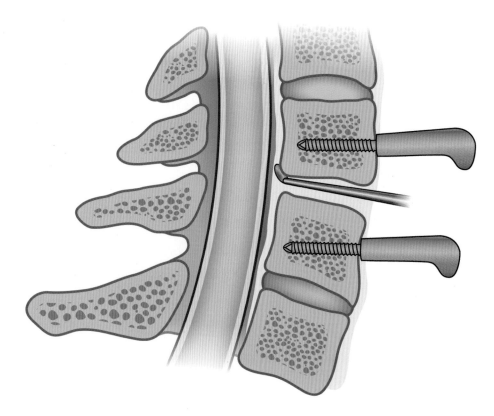

图2-7-4　因人工椎间盘置换仍保留椎间关节活动度，所有椎体后部骨
　　　　　赘必须去除

（六）假体植入

在大多数系统中，一旦椎间隙中心和外侧减压完成，并准备好终板，就可以通过试模来确定最合适的假体型号。一般情况下，试模应能够较容易地安装在椎间盘间隙内。如果试模装置太紧，那么周围的韧带就可能太紧，导致颈后疼痛并限制运动；如果试模装置太松，那么椎间盘高度就有可能太低，导致椎间孔狭窄和假体功能不全。一旦确定合适的尺寸，就可将与试模尺寸相匹配的假体插入到椎间盘间隙中，这通常需要在X线透视指导下进行（图2-7-5）。最后在前后位和侧面上确认假体的最终位置，并常规冲洗，止血，放置引流，缝合伤口。术后不需要制动。

图2-7-6为一例颈椎间盘置换病例术后影像学资料。

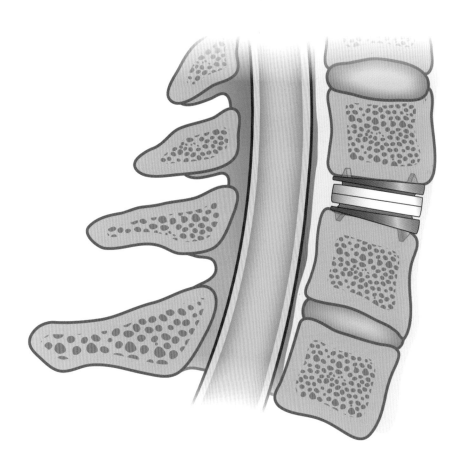

图2-7-5　在X线透视指导下，将与试模尺寸相匹配的假体
　　　　插入到椎间盘间隙中

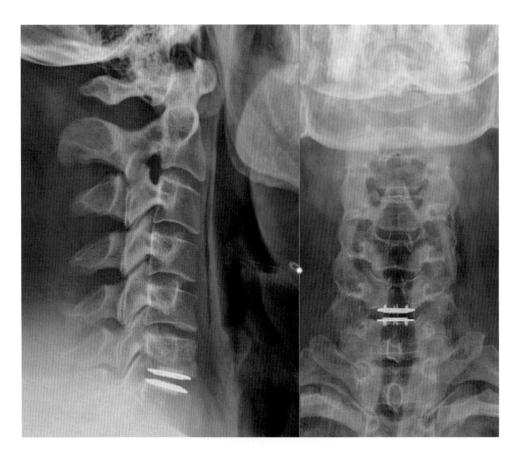

图2-7-6　颈椎间盘置换术后X线片

三、注意事项

颈椎间盘人工置换并发症发生率较低，其中特殊的并发症包括假体移位或下沉。骨质疏松患者发生这种问题的风险较高，如自发性关节融合等。颈椎前路椎间盘切除融合术的各类并发症也可能出现在颈椎间盘人工置换中。

第八节

颈椎后路单开门椎板成形术

一、概述

1978年，Hirabayashi首次报道了一种被称为"扩大开门式颈椎椎板成形术"的技术，其目的是在多节段颈椎病的患者中进行经后方椎管减压。在最早的技术描述中，颈椎责任节段通过铰链一侧的简单缝合进行稳定。此后术式有了许多改良，到目前为止，还没有研究表明哪种改良方式更具有优越性。本章主要介绍一种用于扩大开门式颈椎椎板成形术的改良技术，该技术使用微型钛板和移植间隔物来维持门的开放性。

（一）适应证

适应证包括脊髓型颈椎病，伴有多节段先天性骨性椎管狭窄或由颈椎退变引起的继发性椎管狭窄，多节段后纵韧带骨化，多节段椎间盘突出，椎管内占位性病变，或者合并出现两种及以上情况者。扩大开门式颈椎椎板成形术应是多节段椎管狭窄的首选术式，其避免了多节段融合和椎板切除术相关的并发症。要使扩大开门式颈椎椎板成形术成功，就必须使颈椎在矢状位上拥有适当的前凸或至少保持平直。

（二）禁忌证

典型的扩大开门式颈椎椎板成形术通过扩大椎管，间接减轻脊髓压迫，从而使脊髓向后移位，远离前方压迫的组织。因此，对后凸畸形的患者禁止使用该术式。此外，对于有明显术前轴性颈痛的患者，也不宜行扩大开门式颈椎椎板成形术，这是因为他们在接受这种运动保留手术后，往往会有持续的颈部疼痛。此外，任何导致硬膜外瘢痕或粘连的情况（例如既往颈椎后路减压术后、黄韧带骨化，或既往硬膜外感染）都不宜行扩大开门式颈椎椎板成形术。手术的相对禁忌证包括一或两节段颈椎病变、严重的脊髓前方局灶性压迫和以神经根症状为主的压迫。

二、操作步骤

（一）麻醉

采用气管内全身麻醉。

（二）体位

患者通常俯卧在Jackson手术床上。建议用Mayfield头架固定头部并监测躯体感觉电位和运动诱发电位。术前应先评估颈椎活动范围以及患者能否耐受颈部屈曲，再进行全身麻醉。如果术前可耐受，那么患者颈部应处于中立位或轻度屈曲状态。这有助于"伸展开"椎板，以促使其打开，并可能使脊髓远离后部解剖结构，从而在处理椎板时更安全一些。术中患者肩膀需要用胶布向下拉，以方便进行下颈椎透视。

（三）显露

标准的颈后方正中切口和入路，用电刀从棘突和椎板上经骨膜下剥离肌肉。特别注意保护C₂棘突上肌肉末端的附着点，因为这些肌肉对于维持颈椎前凸是很重要的。另外铰链侧需分离至椎板和侧块交界处。在开门的一侧，显露需延伸到侧块的侧面，注意不要损伤小关节囊，然后放入适当的自动牵开器。

（四）仪器/设备/植入物

我们更喜欢使用刚性内固定与异体骨移植作支柱，以便立即稳定已成形的椎板结构。颈椎椎板成形术有专用的钛板/螺丝和预制异体骨移植物。文献中也描述了几种不同的固定方法，包括使用自体棘突作为支柱移植、锚钉缝合、仅行内固定而无异体骨移植支撑、仅行异体骨移植支撑而无钢板内固定等。

（五）椎板成形

扩大开门式颈椎椎板成形术需要将椎板的一侧与关节突分离，同时另一侧仍保持连接。决定哪一侧是开门侧需要结合各种因素综合判断，如主要症状位于哪一侧、压迫最严重位于哪一侧，是否合并椎间孔狭窄和神经根性症状等。主要的神经根性症状侧通常是开门侧，而且在开门的一侧更容易进行椎间孔扩大术。在开门前，先在铰链侧进行椎间孔扩大术，这样倾斜的椎板就不会阻挡操作，而开门侧的椎间孔在椎板抬高后很容易进行操作。在椎板成形术的节段上方及下方的椎板间隙水平切除棘间韧带，然后咬除手术节段的棘突。在手术节段的上、下椎板间隙处使用微型Kerrison咬骨钳切除双侧黄韧带，可以更易于打开椎板。用一个高速磨钻在双侧椎板与关节突交界处打磨骨槽（图2-8-1、图2-8-2）。开门侧椎板直接磨穿双层皮质骨直至黄韧带，同时应注意避免损伤硬脑膜或者利用一个微型Kerrison咬骨钳来切除残留骨质（图2-8-3）。铰链侧向下打磨直至显露腹侧皮质，同时要保持腹侧皮质的完整性。在开门侧仔细地切开黄韧带，并用骨蜡和凝血酶来止血，硬膜外出血可以用双极止血。椎板的打开方法是将弯曲的刮匙放置在开门侧的椎板下面，并轻轻地将其翻转至对侧。一旦出现阻力，术者必须检查铰链侧，以确定骨槽的深度是否足够，并且应避免用力过猛，以防折断铰链（图2-8-4）。

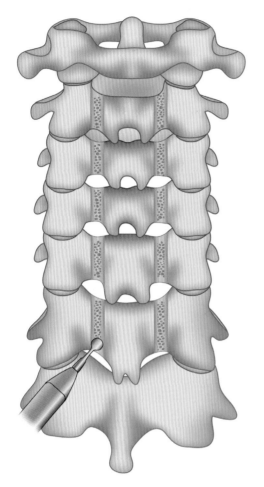

图2-8-1　用高速磨钻在双侧椎板与关节突交界处打磨骨槽

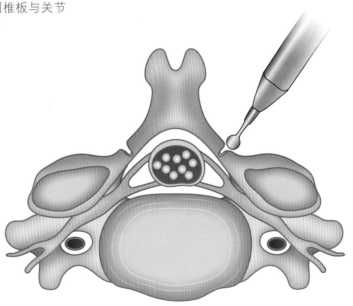

图2-8-2　用高速磨钻在双侧椎板与关节突交界处打磨骨槽，开槽勿太过接近关节突（横断面）

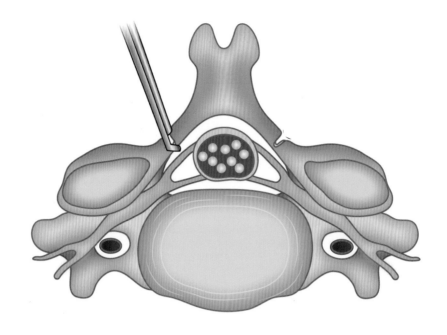

图2-8-3　开门侧椎板直接磨穿双层皮质骨直至黄韧带，或者利用一个微
　　　　型Kerrison咬骨钳来切除残留骨质

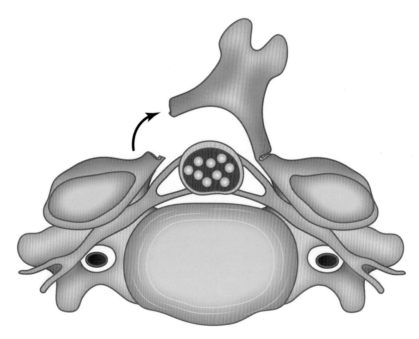

图2-8-4　椎板的打开方法是将弯曲的刮匙放置在开门侧的椎板
　　　　下面，并轻轻地将其翻转至对侧

（六）椎板固定

一旦椎板被调整到位，就可以通过试模来确定同种异体骨移植物的尺寸。然后将同种异体骨移植物固定到开门侧的微型钢板上，使开门侧椎板缘和侧块缘嵌入异体骨移植物的凹槽内（图2-8-5）。

微型钢板的理想位置是在椎板和横突正中间。用磨钻为螺钉钻孔，在钻孔时注意要保持钢板和椎板位置不变。选择合适的螺钉大小和放置方向可以避免损伤小关节面和椎管。先将两个螺钉放置在钢板的横突侧，然后根据钢板的匹配情况，将一个或两个螺钉钉入椎板。可以通过术中透视来帮助确认内植物的位置是否正确。

图2-8-6为一例采用颈椎后路单开门椎板成形术的病例。

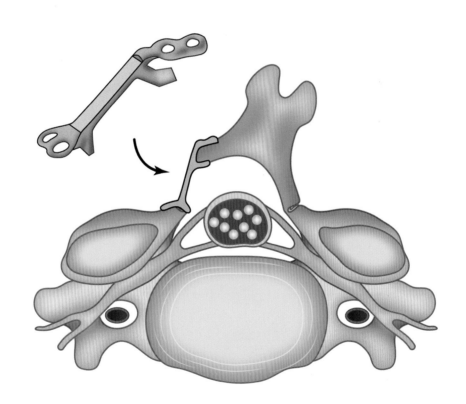

图2-8-5　开门侧放置微型钢板，利于维持持续的开门状态，避免术后再关门的发生

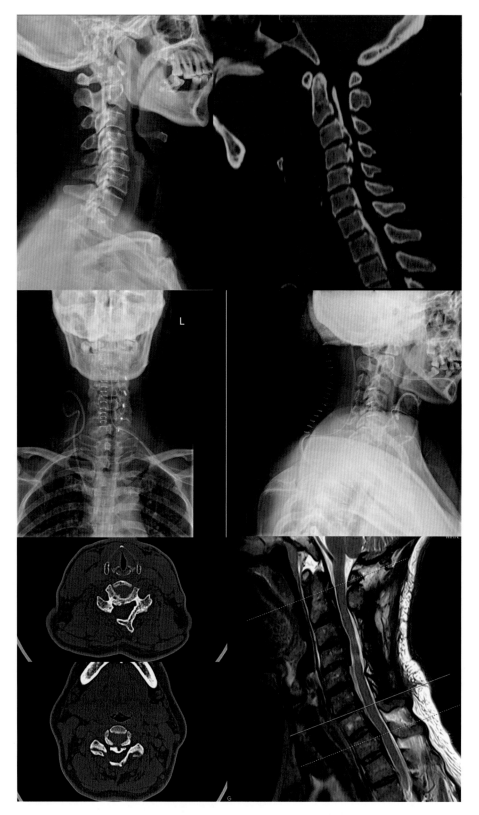

图2-8-6 后纵韧带骨化合并颈椎管狭窄患者，行C$_3$～C$_6$单开门椎板成形术

三、注意事项

扩大开门式颈椎椎板成形术的主要优点之一是与其他颈椎减压手术相比，并发症较少。正确的病人选择对于获得好的预后是至关重要的。扩大开门式颈椎椎板成形术应仅适用于患有多节段颈椎疾病、颈椎平直或前凸、无术前轴性颈痛的患者。运动神经根麻痹仍然是一个主要的并发症，其发生率大约为8%，其中C_5节段支配的肌群最常受到影响但大多数神经根麻痹是暂时性的。在对C_5节段进行扩大开门式颈椎椎板成形术的过程中，可预防性地进行选择性椎间孔切开术，但仍然没有被证明其能确切地降低C_5神经根性麻痹的发生率。此外，良好的手术技巧可以预防医源性损伤。

第九节

颈椎后路双开门椎板成形术

一、概述

（一）适应证

颈椎后路双开门椎板成形术是一种经后路解除多个节段脊髓压迫的方法。其适应证包括颈椎管狭窄症、后纵韧带骨化、多个节段的颈椎病造成的脊髓压迫。其适用于所有年龄段的患者，特别适用于颈椎在矢状位上呈前凸、颈椎轴性痛症状轻、没有颈椎不稳的年轻患者。年轻患者如果在多节段颈椎融合术后预后不良，必须采用多节段颈椎融合术，就可以将融合技术和双开门技术联合起来，以保留骨板，扩大植骨面积，另外双侧铰链处也为极佳的植骨床。椎板切除术后，只剩下侧块位于内固定外侧的部分作为植骨床，其植骨空间有限，植骨量也有限。

（二）禁忌证

严重的颈椎后凸是颈椎后路双开门椎板成形术的明确禁忌证。局部颈椎后凸≥13°与术后预后不良明显相关，＜13°的颈椎后凸并不会对神经功能恢复产生不良影响。相对禁忌证包括机械性或者轴性颈部疼痛、黄韧带骨化、硬脊性膜纤维化、既往行颈椎后路手术。椎板成形术的另一个禁忌证是手足徐动型脑瘫相关的颈椎病，椎板成形术联合颈椎融合术可以降低手足徐动症术后颈椎不稳定的风险。

二、操作步骤

（一）麻醉

采用气管内全身麻醉。

（二）体位

患者通常俯卧在Jackson手术床上。建议用Mayfield头架固定头部并监测躯体感觉电位和运动诱发电位。术前应先评估颈椎活动范围以及患者能否耐受颈部屈曲，然后进行全身麻醉。如果术前可耐受，那么患者颈部应处于中立位或轻度屈曲状态。这样可以"伸展开"椎板，以促使其打开，并可能使脊髓远离后部解剖结构，从而在处理椎板时更安全一些。术中患者肩膀需要用胶布向下拉，以方便进行下颈椎透视。

患者俯卧于手术床上并固定好头部后，调整手术床使膝关节屈曲60°～90°。然后将手术床调整为反Trendelenburg体位，使颈后部表面与地面平行。患者肩膀需要用胶布向下拉，再用被单将两侧手臂包裹起来，保持在患者身体两侧。在这个过程中，麻醉师须确认所有的输液管道没有被压迫或翻折，如采用血压袖带或腕部动脉测压，就要确保手臂位置固定后能够正常测量血压。

（三）显露

采用颈后正中入路暴露$C_2 \sim T_1$的棘突、椎板和侧块的内侧半部分。切开前，可用标记笔在颈后正中切口线上绘制垂直线，以利于后期缝合。后路颈椎手术可不借助透视来判断节段，头端第一个可触及的巨大颈椎棘突即为C_2。

一旦外科医生定位到准确的手术节段，则可用颅后窝拉钩将深部脊柱旁肌肉向两侧牵开。将椎板向外侧暴露到椎板—侧块交界处，然后继续横向解剖，露出侧块的内侧部分，必须注意不要破坏小关节及其关节囊。再逐渐调整牵引器至较深的位置，以暴露合适的术野。

注意整个手术过程中须仔细止血。一般来说，从显露C$_2$椎板下半部分开始，要保留C$_2$棘突上的肌肉附着点，只暴露C$_2$椎板最下面的部分和C$_2$~C$_3$关节的内侧部分。一般来说，椎板成形术是从C$_3$~C$_6$、C$_7$或T$_1$开始暴露，具体从哪一节段开始取决于脊髓受压范围及需要多大范围的减压来解决患者的脊髓压迫。为了确保脊髓完全减压，较公认的减压范围标准是包括压迫水平之上和之下的椎板。

（四）仪器/设备/植入物

实施颈椎板成形术只需要少量设备和仪器。常规颈椎后路仪器即可满足手术线路的需要。直径为3 mm、4 mm钻头的高速磨钻在术中是非常有用的。此外，还必须应用一些保持椎板开门位置不变的内植物，可以是同种异体骨、缝合锚钉、细金属丝或钢板及其相关器械。

（五）开门

充分暴露后，在C$_2$~C$_3$之间切除棘间组织，并一路向下清除棘间组织直至减压节段的椎板尾端。用高速磨钻在C$_2$的椎板下缘进行椎板切除，这样才能暴露C$_2$~C$_3$之间的韧带，利于C$_3$的椎板的活动。然后用咬骨钳去除棘突。下一步确定椎板和小关节的连接处。使用直径为4 mm磨头的高速磨钻在椎板和小关节结合处做一个凹槽，移除外层皮质和下面的松质骨（图2-9-1）。使用一个直径为3 mm磨头的高速磨钻或利用线锯沿颈后中线劈开椎板（图2-9-2）。由于硬膜外静脉很少出现在后中线，可避免在单开门手术中打开椎板时切断大量侧向静脉引起大量出血，此为双门技术的优势。在向后外侧翻转椎板、扩大椎管时，凹槽处发生一个受控的青枝骨折，通过这个骨折可以形成铰链（图2-9-3）。对侧重复此操作。然后椎板的两半向两侧张开。理想情况下，两侧椎板中间打开15~20 mm（图2-9-4）。

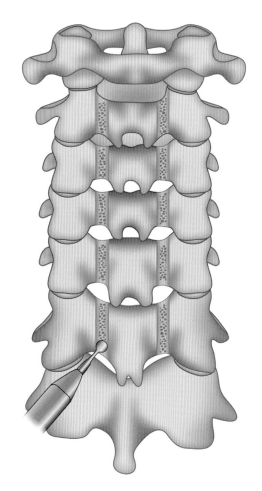

图2-9-1 使用直径为4 mm磨头的高速磨钻在椎板和小关节结合处做一个凹槽，移除外层皮质和下面的松质骨

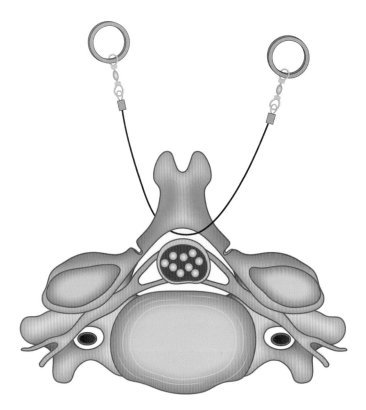

图2-9-2 利用线锯沿颈后中线
劈开椎板

图2-9-3 向后外侧翻转椎板、
扩大椎管时，凹槽处
发生一个受控的青枝
骨折，通过这个骨折
可以形成铰链

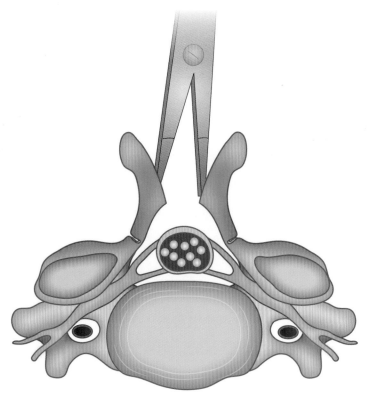

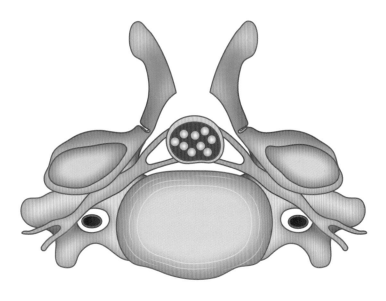

图2-9-4　理想状态下，两侧椎板中间打开15~20 mm

（六）固定

为了维持椎管的扩大和减压，需要使用一些内植物来支撑打开的门缝。可以通过将切除的整块棘突作为两侧半椎板之间的自体结构性植骨来实现。半椎板间植骨可采用自体髂骨移植、同种异体肋骨移植、同种异体腓骨移植或陶瓷内植物。这种内植物需要缝合或钢丝固定到位，以防止移位（图2-9-5）。商业用钛板也是可行的，专用钢板可跨越椎板间隙，并保持足够的椎板伸展。

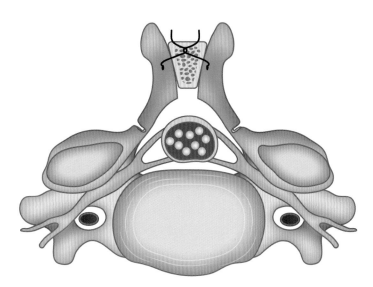

图2-9-5　半椎板间植骨以维持椎管的扩大和减压，这种内植物需要缝
合或钢丝固定到位，以防止移植物移位

三、注意事项

常见术中并发症包括铰链断裂，通常是由于铰链的内皮层过度变薄，在半椎板的扩张过程中断裂。如果铰链断裂，那么可能会发生椎板的过度松动，导致铰链脱位，并可能导致脊髓或神经根受压。应在半椎板的扩张过程中使用磨钻精细操作，并在开槽过程中仔细识别椎板的内皮层。如果铰链真的发生断裂，那么可以用铰链板重新连接椎板和侧块。

另外一个需要注意的术中情况是双侧骨槽位置不合适。这通常是由骨性结构异常导致不能正确识别椎板-侧块交界处（该交界处被遮挡）或不适当的解剖和暴露所致。术前进行CT扫描能够为确定合适解剖标志提供很大的帮助，以确保能够准确开槽并形成铰链。

第十节

颈椎经椎弓根截骨术

一、概述

颈椎后凸的病因很多，包括退行性疾病、创伤（急性和慢性）、肿瘤、感染、炎性关节病和医源性原因。强直性脊柱炎是最常见的炎症原因，医源性原因包括椎板切除术后凸畸形、假关节和放疗后综合征。在正常排列的情况下，颈椎的负重轴位于椎体的后1/3，当出现颈椎后凸畸形、负荷轴向椎体前移时，后凸畸形常有逐步发展的趋势。当有更多畸形时，脊髓可能因受椎体压迫而发生褶皱，可能演变成脊髓病或四肢瘫痪。

颈椎截骨术是矫正严重颈椎后凸畸形的有效手段。对于颈椎节段仍有活动度的颈椎后凸畸形，可采用前路椎间盘切除或后路Smith-Peterson截骨术（Smith-Peterson osteotomy，SPO）；而对于颈椎已经融合、椎间关节无活动度的颈椎后凸畸形（如强直性脊柱炎引起的后凸畸形），颈椎经椎弓根截骨是主要的治疗手段。

颈椎经椎弓根截骨的部位常选择C_7为截骨节段，由于C_7横突孔通常是"空的"，且其横突孔一般只包含静脉，但其椎动脉确实也可能存在异常，因此术前有必要仔细检查磁共振成像（MRI）或CT血管成像（CTA）以了解血管走行情况。

二、术前评估与术前计划

（一）术前评估

明确以前是否有颈椎手术的病史是必要的，因为这对于制定术前计划非常重要。要求患者伸展髋关节和用膝盖站立，以便准确评估颈椎是否畸形和矢状面平是否平衡。

应要求患者处于仰卧位以评估畸形的僵硬程度；应观察步态以观察有无脊髓病变的证据；应进行全面的神经学检查，以检查有无脊髓病或脊髓功能障碍的证据。在处理颈椎畸形之前，应评估其他可能累积的部位，以确定是否需要首先治疗胸腰椎畸形和髋关节强直。所有患者都应该接受全面的术前评估，因为呼吸功能障碍和胃肠功能障碍在严重颈胸椎后凸畸形患者中并不少见。在严重的呼吸损害病例中，可能需要考虑术前行气管切开术。

术前应评估颈椎正位、侧位和屈曲/伸展位X线片，以了解畸形的程度和颈椎节段灵活性。保持髋关节和膝盖处于最大伸展的全脊柱站立位和卧位片，以评估整体冠状面和矢状面的平衡。计算机断层扫描术（CT）的矢状面、冠状面和三维重建，不仅有利于了解节段的融合情况，也为内固定植入提供解剖标志。截骨方式的判断需要术前认真评估椎间隙的情况，如椎间隙仍存在一定的活动度，可采用Smith-Peterson截骨术（SPO）纠正畸形；如果椎间隙已融合，或者周围完整骨桥已形成，则宜采用经椎弓根椎体截骨术（pedicle subtraction osteotomy，PSO）。

（二）术前计划

所有关节的情况都应该在颈椎截骨前进行评估，髋关节和膝关节屈曲挛缩可能需要在处理颈椎之前进行干预。患者在此过程中可能会出现伴随的胸腰椎后凸畸形，可能也需要对胸腰椎进行矫正性截骨，这种情况下应该首先进行胸腰椎截骨手术，以获得平视视野。如果首先进行颈椎截骨术，随后再行胸腰椎截骨术，就可能会使患者头部过度后伸。术前先测量颏眉角，矫正的目标应该是创造一个大约10°的颏眉角，患者头部略微弯曲，以既能看到自己的脚，也能看到前方。在力线方面，要求C_2的椎体后缘垂线与C_7的椎体前缘垂线对齐。对于较小的畸形，只有后部结构融合，才可能会进行单节段或多节段SPO手术矫正畸形。对于较大的畸形（>30°）或环状融合，将实施PSO手术。前路截骨或椎体切除，并结合后路手术，可能会提供令人满意的矫正效果，同时也避免了风险更高的三柱截骨。对于C_7以上节段性后凸，前后路联合入路可能更为合适。

三、操作步骤

（一）麻醉

采用气管内全身麻醉。

（二）体位

用Gardner-Wells钳固定头部，并施加7kg的牵引力。可采用特殊的双向牵引架进行双向牵引，其中的纵向牵引用来在截骨术关闭截骨间隙前固定头部。在关闭截骨间隙时，将牵引重量切换到过伸牵引装置上，便于关闭截骨间隙以使颈部伸展，并维持一定的纵向牵引，将头部保持在适当位置。

将患者俯卧在Jackson手术床上，配上胸枕、髂骨垫和腿兜。在严重畸形的情况下，胸枕部位可以叠加枕头以适应后凸畸形。历史上常采用坐姿实施手术，但目前术者更喜欢采用俯卧位，其更利于颈椎内固定。患者取最大限度的反向Trendelenburg体位。使手术部位尽量与地面保持平行。

（三）显露

采用标准的颈后正中切口。沿颈后正中线一直分离到棘突以减少失血。为了尽量减少出血，只需暴露全部侧块，但不需要进一步向侧方分离。

（四）内固定

如果解剖上允许，尽量在C_2处植入椎弓根螺钉；也可使用椎板螺钉，但这需要使用交叉的连接杆；也可混合使用椎板螺钉或椎弓根钉。如果枕颈关节已经融合，可以将内固定延伸到枕骨。在$C_3 \sim C_5$节段放置侧块螺钉，并注意将螺钉彼此对齐，便于最后放置连接棒。如果T_1未进行内固定，则可将侧块螺钉延续至C_6处。远端椎弓根螺钉可从T_1放置到T_3或T_4，以确保有6~8个远端固定锚点。在截骨节段头尾端置钉如图2-10-1所示。

（五）经椎弓根截骨

用高速磨钻切除整块C_7椎板，并将其保留以用于局部骨移植（图2-10-2）。去除C_6和T_1的部分椎板，以便在截骨术闭合后为神经提供足够的后部空间。用Kerrison咬骨钳和/或刮匙切除黄韧带。如果发生骨化，则用磨钻仔细磨除。

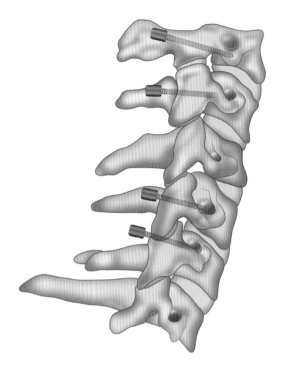

图2-10-1　最好采用椎弓根螺钉在截骨节段头尾端置钉，头尾端至少各2个节段

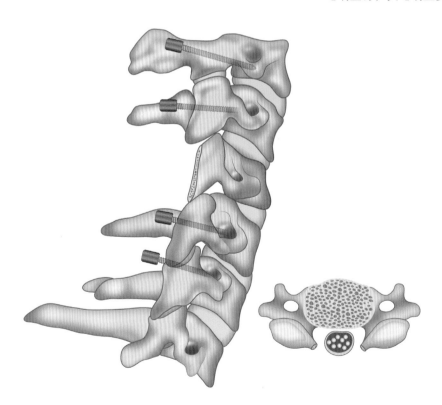

图2-10-2　切除C$_7$椎板，最好整块切除，并将其保留，以便于后续局部骨移植

使用咬骨钳和高速磨钻将C₇的侧块逐渐切除，并切除椎弓根（图2-10-3），并切除C₆下关节突和T₁的上关节突。通过截骨术，必须能够看到C₆椎弓根的下缘和T₁椎弓根的上缘，这样C₇和C₈神经根才具有足够的空间。在C₇椎弓根周围放置海绵和Penfield牵开器，以保护C₇、C₈神经根。

切除C₇椎弓根的过程中，首先用高速电钻顺着椎弓根中心磨出一个孔洞，然后逐渐向外周磨除C₇椎弓根，在此过程中应小心保护椎弓根四壁的完整性。椎弓根四壁仅剩薄层皮质骨后，再用髓核钳和反角刮匙分块移除椎弓根四壁。截骨闭合前，必须完全去除椎弓根四壁以防止其挤压神经根。然后顺着椎弓根的外口，使用反角刮匙刮除松质骨或将松质骨推向椎体前部，进而在椎体的后上部形成一个空隙，去除皮质骨。松质骨被取出后，将其保存以供局部移植。对侧椎弓根也进行同样处理，直至双侧椎弓根彼此相通。此时C₇的蛋壳样结构仍然保留。

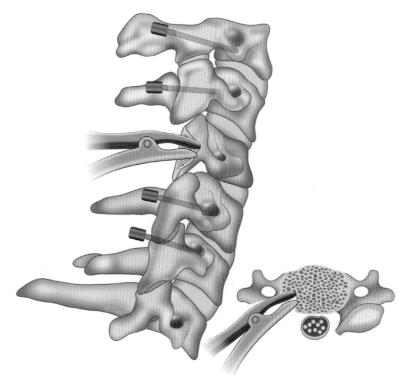

图2-10-3　使用咬骨钳和高速磨钻将C₇的侧块逐渐切除，并切除椎弓根

用Woodson elevator撞击椎体后壁，或用反角刮匙将硬脊膜前方、椎体后壁的薄层皮质骨推向椎体前部（图2-10-4），这一过程无须太大的力量。如果阻力很大，就有必要尽可能去除更多的松质骨，以使松质骨壁变得更薄。

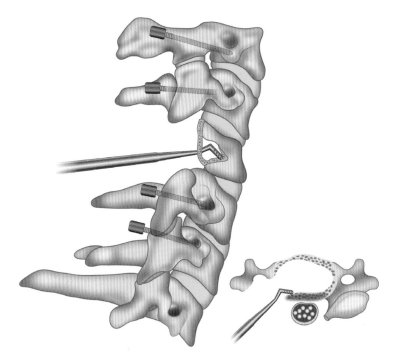

图2-10-4　用Woodson elevator撞击椎体后壁，或用反角刮匙将硬脊膜前方、椎体后壁薄层皮质骨推向椎体前部

（六）闭合截骨间隙

预弯连接杆或铰接杆被固定于远端螺钉。术者维持住Gardner-Wells牵引钳，将牵引重量转移到过伸位牵引上，再轻轻地将颈部伸展至所需位置。如果C$_7$的截骨量足够的话，那么这个步骤中仅需稍微用力即可。将连接棒固定在近端的螺钉上。探查C$_7$、C$_8$神经根以确保神经没有受到压迫。观察神经电生理监测信号，以确保截骨间隙关闭（图2-10-5）期间没有变化。一旦有变化，应打开截骨间隙，并进行唤醒试验。

行X线检查以评估植入物的位置、畸形矫正和前柱的完整性。在个别情况下，前柱可能出现"开书样"张开，多见于进行大于40°的矫正时。一旦出现这种情况，建议将患者改为仰卧位，然后在前柱开裂处行同种异体骨植骨并辅以钢板内固定。对于骨质疏松症患者，也可以采用类似措施。如果内固定一直延续至颅骨，而且螺丝钉有很好的把持力，则没有必要行前路植骨和内固定。

用高速磨钻对C$_6$和T$_1$的椎板、棘突和侧块/横突打磨以去除表层皮质骨。将保存完好的C$_7$椎板沿中线劈开，再沿着C$_6$和T$_1$去皮的棘突两侧放置植骨块，用钢丝连接固定。局部植骨的其余部分被包裹在闭合的截骨部位周围。

仔细关闭伤口，以最大限度地减少无效腔；多层缝合椎旁肌，尽量减少缝合肌肉的面积。在关闭筋膜层之前，将凝血酶浸泡过的可吸收明胶海绵片放入伤口内止血。闭合伤口

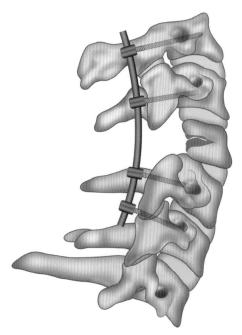

图2-10-5　闭合截骨间隙

前，在伤口内撒布500 mg万古霉素粉剂以减少感染。矫形后颈后的软组织会变得多余，但是通过准确的闭合，可使伤口在愈合的过程中变得平滑。如皮肤过度冗余，可将伤口从近端至远端的椭圆形皮肤切除。引流管放置在筋膜的深层和浅部。当8 h的引流量低于30 mL时，可以拔除引流管，通常在术后第一天即可拔除。

四、注意事项

颈椎经椎弓根截骨术是一种高风险手术，在病情允许的情况下，尽量通过前路或前后路联合，或Smith-Peterson截骨术（SPO）来矫正后凸畸形。

术前体检应评估可能受疾病进程影响的其他关节，并在颈椎手术之前进行干预。同样，如果胸腰椎后凸严重到需要手术矫正，就应该在颈椎手术之前矫正。使用术前影像对椎动脉进行仔细检查，将最大限度地降低损伤风险。对胸腰椎进行矫正的目标应该是使其屈曲 $10° \sim 20°$，让患者能直接看到他们身体的前方；过度的矫正会导致头部后仰畸形，同时会增加神经并发症。

神经损伤（包括瘫痪）在经椎弓根截骨术中的总发生率约为23%。最常见的受累神经根是 C_8，一过性瘫痪比永久性损伤更常见。植入物的假关节发生率为 $0 \sim 13\%$，在骨质疏松和骨量减少的情况下，更需关注植入物失败和假关节形成的情况。椎动脉在术中有损伤风险的，在进行 C_7 截骨手术时应仔细做好术前准备，认真阅片，确保 C_7 横突孔内无异常椎动脉，由此可将椎动脉损伤风险降至最低。

03

第三章

CHAPTER

胸椎技术

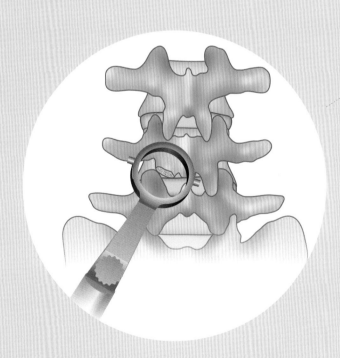

第一节

Smith-Peterson截骨术

一、概述

随着年龄增长，脊柱渐进呈现"后凸"，胸椎也会发生进行性后凸畸形，同时腰椎前凸逐渐失去对后凸的胸椎平衡的能力。当出现矢状面失衡且症状严重，例如进展性的Scheuermann后凸时，就可能需要脊柱截骨术来帮助矢状面恢复平衡。Scheuermann后凸是一种椎体楔形性变导致胸椎后凸加重的疾病。当胸椎后凸严重、症状明显或继续进展时，可采用截骨术矫正。其中应用最多的一种截骨术是多节段胸椎Smith-Peterson截骨术（SPO）。

SPO技术最早于1945年被描述为一种矫正强直性脊柱炎患者脊柱后凸畸形的技术，后来逐渐发展，现在已被广泛接受并成为多种疾病的治疗方法，包括Scheuermann后凸、创伤性脊柱后凸、骨质疏松性脊柱后凸，或多节段性腰椎退行性疾病合并平背综合征。在SPO技术应用中，原始技术逐步获得改进，包括节段性后路固定、通过后路器械压缩矫正后凸、使用前柱椎体间支撑增强矫正效果，并应用于胸椎后凸（最初SPO主要应用于腰椎，且在腰椎有更大的矫正潜力）。SPO技术应用于胸椎时，称为Ponte截骨，即多节段经后方胸椎截骨，主要应用于矫正Scheuermann脊柱后凸畸形。两种截骨术之间的区别不大，主要区别是最初的SPO是通过切除强直小关节完成的，而Ponte截骨术则通常是通过切除仍有活动度的小关节完成的。另一个区别是Ponte截骨术是通过多节段分散截骨来获得最终的矫正效果，其旋转轴更向前，主要是通过后路闭合楔形空间以获得矫正，而没有明显的前柱开口，所以每一节段的矫正角度是有限的。本章将介绍应用于胸椎的Ponte截骨。

（一）适应证

胸段SPO适用于长的、弧形的后凸，胸椎和/或腰椎上段有可活动的椎间盘节段，腰椎有无代偿均可。因为脊柱截骨术是一个大型手术，一般认为接受手术的患者需要有明显的症状（伴有明显腰痛且影响腰椎功能，或不能保持平视者），或者畸形渐进加重，非手术治疗无效者。如果患者有明显症状，且有胸椎后凸畸形的客观证据，即使能够通过骨盆和腰椎代偿能够获得较好的矢状面平衡（C₇铅垂线距离S₁终板后上缘6 cm范围内），胸椎SPO截骨矫形也并非手术禁忌证。

（二）禁忌证

如果一个患者只有程度不大的后凸，没有明显的症状，且能够通过代偿维持平视，或者可以通过非外科治疗得到改善，就不需要进行SPO治疗，这是因为截骨手术将带来一定的风险。同时，对于椎间盘没有活动度的患者，矫正也是非常困难的。尽管在强力矫正下，前柱较薄的桥接骨赘可以出现骨折而获得一定的矫正，但是严重的骨桥或脊柱已环形融合者是绝对禁忌证。此外，须注意塌陷的椎间盘几乎没有矫正后凸的可能。最后，对于角状后凸、前柱稳定性受损、矢状面失衡超过12 cm的患者，须采用其他的截骨技术。

二、操作步骤

（一）麻醉

采用气管内全身麻醉。

（二）体位

在整个手术过程包括患者的摆体位过程中，都建议采用神经生理监测。在可行的情况下，令患者俯卧在Jackson手术床上，可使用Wilson架，后凸部位可垫枕头，以保持体位的稳定。仔细地摆放患者体位，妥善保护患者骨突部位。患者通常要在手术床上静止不动很长一段时间（＞4 h），因此需要避免褥疮。

（三）显露

常规的后正中线纵向切口，常规显露脊柱后方结构，应显露到小关节外侧边界以外以便后续进行关节突切除。在融合区的近端节段和其上方节段之间应尽量保留棘上和棘间韧带。虽然没有明确的证据表明保存韧带有明确的优势，但近端交界性后凸是一个潜在的并发症，应尽可能予以预防。

（四）后路内固定

一旦截骨完成，截骨部位会持续渗血，这就更倾向于在所有节段先放置椎弓根螺钉，再实施截骨；然而有术者认为，螺钉头妨碍截骨。只要患者的解剖结构允许，我们就更倾向于使用直径尽可能大的椎弓根螺钉，以便使螺钉能够承受矫正过程中施加的巨大应力。术者亦可以先开路、攻丝，准备好钉道，待截骨完成后再放置椎弓根螺钉。术中可使用CT扫描和计算机导航系统来辅助椎弓根螺钉的置入和对螺钉植入后位置的评估。

（五）截骨

一旦确定SPO节段（图3-1-1），就应先切除棘突和双侧下关节突（图3-1-2）。咬除棘突一般建议使用宽嘴咬骨钳。探查椎板间隙的黄韧带，以神经钩打开黄韧带中缝，同时分离黄韧带与硬膜囊之间的间隙，确保硬膜囊不黏附到黄韧带上，并尽量避免脑脊液漏。薄唇的Kerrison咬骨钳（2 mm和3 mm），被用于切除黄韧带和起始点骨质。每一步操作都应注意避免压迫脊髓。用刮匙进一步分离黄韧带并识别上关节突，再将关节突关节完全切除（图3-1-3）。避免上、下关节突残留，这可能会是个阻碍矫正或引起神经根压迫的因素。通常情况下，截骨的宽度为5~10 mm，每切除1 mm，就可能获得1°校正，每一个截骨水平上大约需要10°的矫正。完成一节段截骨后，即刻用凝血酶浸泡过的可吸收明胶海绵或其他止血材料控制截骨部位的出血。然后根据所需的矫正角度，在其他平面重复截骨步骤。

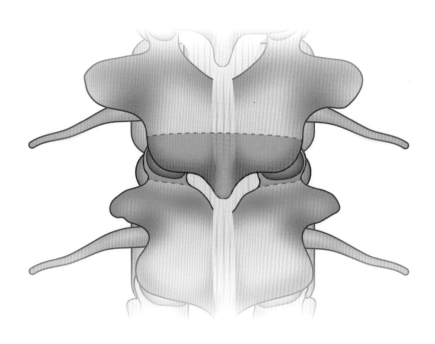

图3-1-1　SPO骨质切除范围

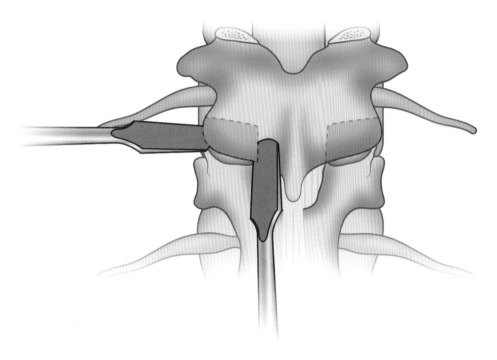

图3-1-2　先切除上位椎节的双侧下关节突

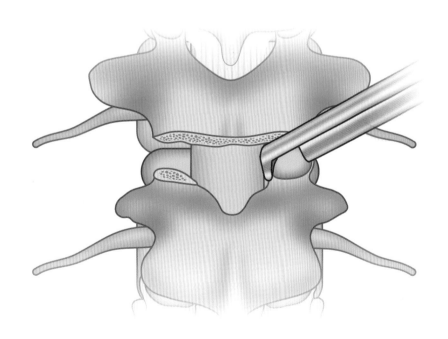

图3-1-3　再切除下位椎节的双侧上关节突

（六）矫正后凸

在准备矫形前，应告知神经生理学监测人员，因为这是脊髓损伤风险最高的操作步骤。将平均动脉血压升高到80 mmHg。由于脊髓对拉伸的耐受性远不如对缩短的耐受性，所以多采用脊髓缩短的Ponte手术，而不采用前方张开椎间盘间隙的Smith-Peterson技术。通过双侧压棒来使胸椎获得矫正时，更倾向于使用粗的连接棒，如直径为6.35 mm钛棒。首先将钛棒切割成合适的长度，然后弯棒至理想的矢状弧度。弯棒时，应注意末端的弧度能与邻近未融合的节段平滑过渡。逐个压缩和拧紧双侧螺钉，以实现各个节段的角度矫正（图3-1-4）。在最后锁紧螺丝之前，要利用软组织的蠕变性和适应性，必要时可将矫形步骤重复几次。最终矫形后需要裁短连接棒的长度。在固定节段的头尾，可使用长尾螺钉，以方便上棒。在矫正期间，需要维持较高的平均动脉压，也需要认真观察神经电生理监测信号的变化。

虽然分段侧位透视也可以观察到矫正后的脊柱矢状位变化，但视野较小而不能评估整体矫正和平衡，因此在最后的螺钉锁紧之前，应对脊柱进行术中长片透视，并明确矫正角度是否令人满意及矢状面平衡情况是否良好。此外，术者应该退后少许，从较远处侧面观察患者的背部，从而对矢状面矫正进行评估。

最后用磨钻或骨凿去除椎板外层皮质骨，再铺上骨移植物。可使用自体移植物与同种异体

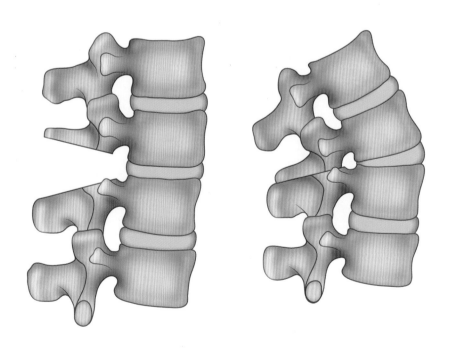

图3-1-4　闭合截骨间隙，完成后凸的局部矫正

松质骨混合植骨。在假关节形成的高危病例中，可以考虑补充其他骨移植，如rh-BMP等。

图3-1-5为一例采用多节段胸椎SPO矫正胸椎后凸畸形的病例。

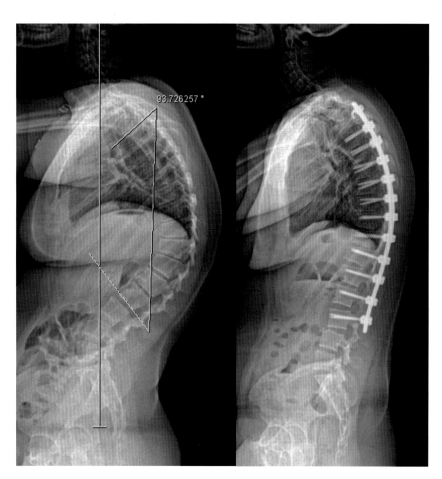

图3-1-5　Scheuermann后凸患者行多节段SPO矫正后凸畸形

三、注意事项

多节段胸椎SPO的早期并发症主要包括由矫正导致的机械性形变、椎弓根螺钉错位或持续低血压引起的脊髓损伤，伤口感染、伤口渗液、伤口裂开等软组织问题，出血过多，椎体前方结构的拉伸引起的症状等。这些并发症可以通过神经电生理监测、细致解剖和止血等措施预防；在螺钉植入中正确使用影像和导航技术，并倾向于使用后柱缩短的矫形技术，而非前柱延长矫形技术加以控制。

良好的融合和内固定技术可以使畸形复发、内固定失败、假关节形成和交界性后凸形成等晚期并发症的发生率最小化。这类并发症可以通过术后定期的随访来及早发现和处理。

第二节

后路经椎弓根椎体截骨术

一、概述

脊柱矢状面失衡可继发于强直性脊柱炎或脊柱融合术后，后者常见于Harrington这类以撑开为主的脊柱内固定术后，也可继发于骨质疏松性压缩性骨折或退变性椎间盘疾病。保守治疗可能会对早期失衡程度较轻的患者有效，特别是当融合节段以外的脊柱仍有较好活动度、可以部分代偿失衡时。但大多数矢状面失衡的患者需要依靠手术矫正。多种截骨术都可用于治疗矢状面失衡，本章着重讨论后路经椎弓根椎体截骨术（pedicle subtraction osteotomy，PSO）。

PSO最初是由Thomasen于1985年提出的，目前在临床上的应用已愈来愈广泛。PSO通过切除椎体后部、双侧椎弓根和后部附件，以椎体前部和前纵韧带为铰链，闭合后部楔形截骨空隙缩短脊柱的长度，以矫正脊柱后凸畸形。因截骨部位靠近神经和大血管，而且通常是在既往已行脊柱融合术的患者中进行手术，所以PSO是一项技术复杂、并发症发生率高的手术操作。一个节段的PSO的平均矫正角度为26°～41°。由于PSO能够提供较大范围的矫正，通常只需要一个节段的PSO就足以达到预期的矫正效果。另外也可以通过不对称截骨来矫正冠状面畸形。在PSO的应用过程中，术式也不断在改进。其中一种改进方法是同时切除截骨椎体的上终板、椎间盘和上位节段的下终板，以增加矫正角度。还有一种可以达到更大角度矫正的方法是在闭合后柱的同时撑开前柱，此时可用椎间融合器（varian cage）来提供额外的前柱支撑。

截骨节段的选择是PSO计划中重要的一步，其取决于神经并发症的风险、矫正量、邻近节段固定位点的数量和畸形的位置等因素。PSO通常用于胸椎或腰椎截骨。脊髓在L_1水平结束，脊髓末梢在远端增大，因此理论上在L_1水平远端实施截骨，造成神经损伤的风险相对较小。尽管椎管/脊髓神经比例较大，但在L_4和L_5节段行PSO的神经并发症发生率仍较高。因此综合考虑神经损伤的风险，最好在L_2或L_3椎体行PSO。当截骨水平更接近远端时，通过同样大小的楔形截骨可获得C_7铅垂线更大的水平后移：L_5水平的PSO比同样截骨量的L_2节段的PSO能提供更大的矢状面矫正。同时，因为PSO破坏了脊柱的三柱稳定性，所以在截骨的近端和远端均需要足够的固定节段。一般建议至少在截骨水平的近端和远端确定3个双侧固定点。

畸形矫正的原则是在后凸畸形的顶点进行矫形截骨术。然而，出于神经并发症方面和矢状面平衡矫正的考虑，外科医生可能会更倾向于在后凸顶椎的更远端进行PSO。

（一）适应证

PSO适用于存在明显的矢状面失衡（C_7铅垂线距离S_1后上缘 > 10 cm）、既往行融合术或疾病本身引发脊柱融合（如强直性脊柱炎）而无法进行Smith-Peterson截骨术（SPO）的患者，以及角状后凸畸形患者。一个节段的PSO基本上能达到预期的矫形效果。如果术前矢状面失衡超过25 cm或畸形矫正的目标 > 70°，则可以考虑多节段PSO。

（二）禁忌证

PSO的绝对禁忌证是在预定的截骨水平上已存在前路内固定物。此外，对于前柱假关节形成、年迈、有糖尿病或心肺疾病等严重并发症的患者、有过先天性精神障碍病史的患者，外科医生可能更倾向于选择创伤少的手术方式。对于仅需10°～20°矫正或矢状位失衡仅在4～7 cm者，SPO同样能够达到良好的矫正效果，因而更受青睐。

二、操作步骤

（一）麻醉

采用气管内全身麻醉。在麻醉过程中，应避免使用可能影响磁刺激运动诱发电位（MEPs）、躯体感觉诱发电位（SSEPs）和肌电图（EMG）信号的药物。一般情况下，实时监测动脉压和中心静脉压来监测血流动力学和血容量。对于成年患者，平均动脉压应保持高于80 mmHg，以确保神经有足够的血液灌注（特别是在截骨闭合期间）。

（二）体位

更倾向于使用具有单独支撑胸部和骨盆、可活动关节、全长可透视X线的手术床。将患者俯卧于手术床上，手术床的可活动关节位置对齐拟行PSO的节段，调整手术床的曲度以适应患者后凸畸形，避免大腿和胸部受到过大压力。PSO完成后可放平或过伸手术床，以控制矫形量。常规进行磁刺激运动诱发电位（MEPs）、躯体感觉诱发电位（SSEPs）、肌电图（EMG），以及必要时经椎弓根螺钉刺激诱发的EMG。翻修手术、硬膜外静脉出血、松质骨切除术后创面出血常可引起严重的术中出血，因此，常规使用术中自体血回输。预防性抗生素（第一代头孢菌素）则在进行皮肤切口处理前1 h内常规使用。

（三）仪器/设备/植入

常规的椎弓根螺钉系统都适用于该手术但更倾向于使用脊柱畸形中常使用的、直径为6.35mm的不锈钢棒系统。

（四）显露与内固定

常规的背部后正中入路暴露。在准备截骨手术时，首先需要移除先前的内固定。在截骨水平至少上、下各3个节段置入椎弓根螺钉。如果在L$_4$或以下节段施行PSO，或施行PSO节段以下骨性融合不确切，则可用髂骨螺钉固定。首先在PSO所在的节段实施椎板切除，而对于既往已行椎板切除的患者，则需要使用锋利的刮匙来处理其骨性边缘。其中对于硬膜外瘢痕严重的患者，还应格外小心以避免误伤硬脊膜囊。为了防止在截骨闭合过程中压迫神经，因此需要对截骨水平上、下段行部分椎板切除。

（五）经椎弓根截骨

需准备一根临时的连接棒，在截骨期间放置在操作对侧，起到临时固定的作用，以防止脊柱坍塌和截骨间隙突然闭合或脊椎变形。使用Kerrison咬骨钳去除残留的附件，包括上、下小关节突，峡部和横突等，以显露椎弓根。然后术者可以使用Cobb剥离子顺着椎弓根的外缘分离椎体外侧的软组织，包括髂腰肌。将一个圆弧形拉钩放置在椎弓根和椎体外侧，也可用合适宽度的金属压舌板折弯代替，以显露椎体外侧壁，并防止软组织进入椎体截骨间隙内。用高速磨钻或刮匙去除椎弓根中央松质骨，再用Kerrison咬骨钳等咬除椎弓根外壁。在椎体后侧壁被切除前，术者更倾向于保留椎弓根的内侧壁和下侧壁，因为它们能确保神经根远离手术视野，避免其损伤。先将椎体后部的松质骨切除，形成一个楔形间隙（图3-2-1、图3-2-2），楔形间隙的前角为矫正时上下端闭合的铰链部位，楔形截骨间隙的宽度可以根据矫正角度调整。根据患者的骨质情况，这一步可用刮匙或骨刀来完成松质骨切除。如有需要，也可以通过切除凸侧更多的松质骨和不对称截骨来矫正冠状面畸形。在椎体松质骨切除过程中，可能伴有大量的出血，应用蛋白胶和浸泡过凝血酶的可吸收明胶海绵控制出血。一侧的松质骨切除完成后使用浸泡过凝血酶的可吸收明胶海绵填塞止血，再以同样的方法处理另一侧。松质骨切除完成后，用咬骨钳咬除椎弓根的下侧壁和内侧壁。最后使用鸭嘴咬骨钳咬除椎体外侧壁，其咬除的宽度由矫正角度决定（图3-2-3、图3-2-4）。在截骨过程中，需要使用临时棒来防止脊柱移位。

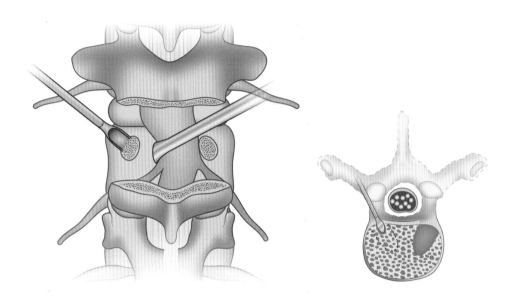

图3-2-1　使用Kerrison咬骨钳咬除附件结构，显露
椎弓根；以磨钻或刮匙磨除椎弓根骨质

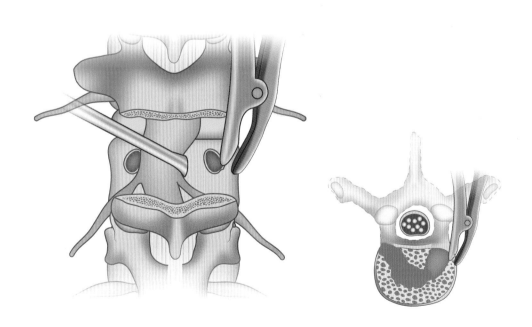

图3-2-2　以刮匙和咬骨钳经椎弓根内口咬除椎体内松质
骨，两侧相通后开始楔形咬除外侧皮质

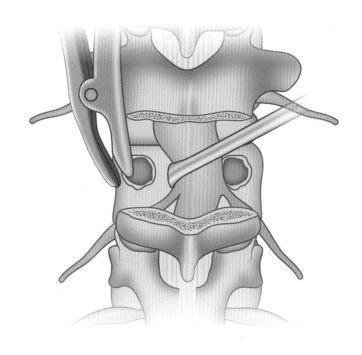

图3-2-3 咬骨钳楔形咬除椎体另一侧椎体皮质骨壁，注意以
　　　　神经根拉钩牵开神经

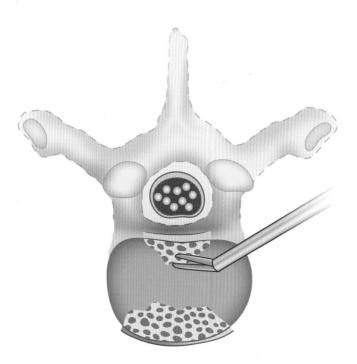

图3-2-4 进一步去除椎体后部、硬膜前方的松质骨（仅残留
　　　　薄层皮质骨）

接下来，使用反向刮匙将椎体后部皮质骨壁推向截骨间隙，完成后壁的切除（图3-2-5）。要确保硬脑膜和椎体后壁之间不能有粘连，否则可能导致不可修复的硬脑膜撕裂。截骨闭合前，可以使用直刮匙在椎体前分划出一个骨槽，以形成一个薄弱点，作为闭合截骨间隙时的旋转点和铰链。在闭合截骨间隙时，临时棒可以稍松弛，但不能完全撤除，从而为两端的脊柱相互接近提供导引。也有些外科医生此时会取下临时棒，通过轻柔下压或缓慢伸展手术床，使截骨上、下端的附件闭合就位，从而结束截骨（图3-2-6）。可利用椎弓根螺钉加压进一步增加矫正量。在闭合原椎弓根处的截骨间隙时，硬膜囊若有一些褶皱，一般不会影响神经功能。如果MEPs出现明显变化，则应停止闭合截骨间隙，并进一步后方减压。椎板切除后的边缘、椎间孔的边缘均可引起神经压迫，神经监测信号出现变化时，应当检查以上的部位是否存在压迫。PSO结束时MEPs出现明显变化的另一个可能原因是与截骨远端的前脱位，这可以通过先将连接棒与尾端螺钉锁紧，然后加压近段连接棒以复位远端，或者在远端植入滑脱复位螺钉来解决。如果截骨间隙不易闭合，则应检查后外侧壁和前柱的骨切除范围是否足够。基本上，术后脊柱的位置是通过永久连接棒维持的。如果脊柱的短缩很严重，那么神经扭曲可能会引起神经功能障碍。如果术者担心神经功能障碍是由神经扭曲所致，而不是由矫正过度或局部受压所致，则可以通过前柱植入椎间融合器以保持脊柱的长度不变和神经的顺直。

图3-2-7为一例采用腰椎后路经弓根椎体截骨术病例的术后影像学表现。

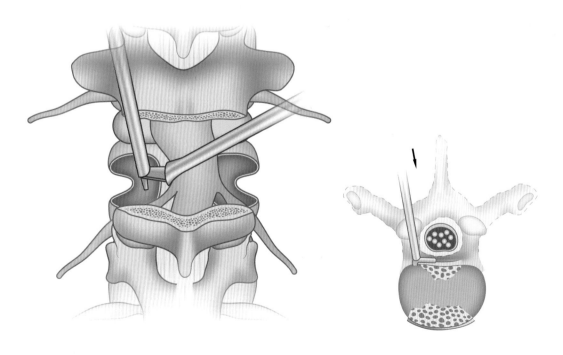

图3-2-5 使用反向刮匙将椎体后部皮质骨壁推向截骨间隙，以完成后壁的切除

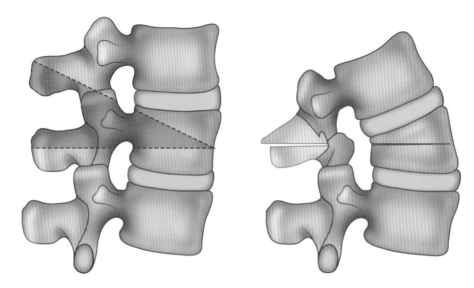

图3-2-6　椎弓根楔形截骨且闭合截骨间隙后，重建脊柱前凸

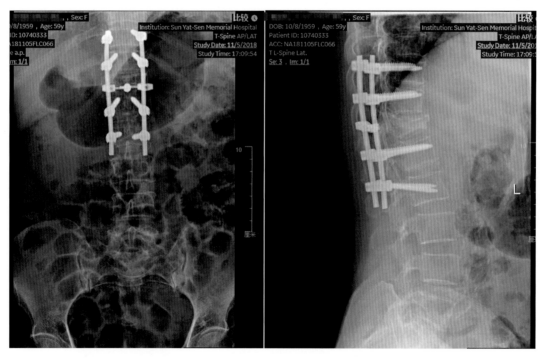

图3-2-7　胸椎陈旧性骨折后凸畸形的患者采用L$_{12}$后路径椎弓根椎体截骨术

三、注意事项

（一）截骨部位与固定节段

胸椎截骨一般以畸形椎为截骨目标。腰椎截骨最常见的节段是L₃，但在实际手术中应根据神经损伤的潜在危险、矫形的角度、固定节段的数目和畸形的位置，个体化选择合适的截骨节段。为了获得足够的稳定性，我们建议在截骨位置上、下各3个节段进行固定。对于L₄或以下的PSO，应使用髂骨螺钉进行辅助固定。

（二）神经损伤

适当的中央椎管减压和去除过多的瘢痕组织对于减少手术过程中的神经系统损伤是很重要的。应常规进行神经电生理监测，PSO是易发神经损伤的高风险手术。但鉴于当前的神经电生理监测技术可能无法检测到所有的神经损伤，因此截骨闭合后可能还需要进行Stagnara唤醒试验。在L₃截骨术中受影响最大的肌肉是股四头肌，然而患者俯卧时，很难对股四头肌的功能进行评估。截骨闭合过程中的脊柱脱位是神经功能障碍的另一个可能原因。因此，在截骨和闭合间隙时使用临时棒固定无疑是非常重要的。

（三）失血

在一些翻修病例，特别是原有的椎弓根螺钉不能继续使用的病例中，分期手术有助于减少总的失血量和提高康复率。第一期手术通常包括拆除原有内固定和重新置入内固定，PSO可在第二期手术进行。在开始实施PSO之前，须与麻醉医师密切沟通以确定究竟是一期手术还是分期手术。

常规使用自体血回输，对于失血在2000 mL以上的病例，应尽快输入新鲜冷冻血浆以补充凝血因子，有助于降低凝血功能障碍的风险和减少继发性出血。

（四）假关节形成

截骨部位愈合不良，假关节形成最终会导致内固定失败。如果在截骨间隙闭合后出现骨质缺损，则应通过植骨填充。

（五）感染

由于PSO是一个长时间、高输血率的手术，因此对接受翻修手术的患者进行频繁且彻底的伤口冲洗并及时使用预防性抗生素是非常重要的。

胸椎后路全脊柱截骨术

一、概述

应用胸椎后路全脊柱截骨术（vertebral column resection，VCR）意味着完全切除一个或多个椎节，包括椎体后部结构（棘突、椎板和椎弓根），椎体和相邻椎间盘。其可用于治疗胸椎的各种疾病，包括脊柱肿瘤、半椎体、感染、外伤和复杂的脊柱畸形等。但它仅允许通过单一入路对椎节和神经实施360°的减压和稳定重建。尽管脊柱外科医生对后路暴露很熟悉，但整个手术仍颇具挑战性，需要整个手术团队在复杂的脊柱重建方面具备丰富的经验。

（一）适应证

严重、僵硬的单平面或多平面脊柱畸形，采用低级别的截骨方式（例如基于小关节突切除的截骨方法）不能纠正者，是VCR的主要指征。脊柱畸形翻修手术也是一个常见的适应证，因为这些患者的脊柱通常由于前期的融合而变得非常僵硬，单纯的软组织松解难以获得令人满意的矫形效果。此外，任何引起椎体破坏和前方压迫导致脊椎不稳定和/或脊髓压迫者也是胸椎后路VCR的指征。

（二）禁忌证

由于手术时间长，患者可能因大量失血而需要进行积极的液体管理，因此患有心、肺功能疾病的患者应该接受全面的术前检查和评估，以确定是否适合手术。此外，对于可以通过任何一种更低级别的截骨手术（如Ponte截骨术、Smith-Peterson截骨术或经椎弓根楔形截骨术）获得令人满意矫形效果的脊柱畸形患者，不建议使用VCR。

二、操作步骤

（一）麻醉

采用气管内全身麻醉。在麻醉过程中，应避免使用可能影响MEPs、SSEPs和EMG信号的药物。一般情况下，通过监测动脉压和中心静脉压来监测血压和血容量。对于成年患者，平均动脉压应保持高于80 mmHg，以确保神经有足够的血液灌注（特别是在矫形期间）。

（二）体位

将患者放置在Jackson手术床上。在漫长的手术过程中，正确的体位至关重要，可以防止患者产生压疮并保持患者躯干的稳定性。术中使用颅骨牵引时，牵引重量不宜过大，以免过度牵引。强烈建议术中监测运动诱发电位（MEPs）和躯体感觉诱发电位（SSEPs）。

（三）显露

切口应从近端固定节段的上一个椎骨的棘突开始，并在计划固定的最低节段的棘突处结束。标准的骨膜下剥离显露脊柱后部结构，两侧须暴露至横突的尖端。在计划切除的节段水平上，应继续横向分离，露出至少5 cm的肋骨（图3-3-1）。

（四）仪器/设备/植入物

胸椎后路VCR需要使用胸椎融合手术所需的标准设备，并增加一些关键设备。首先，准备一套专门的骨膜剥离子，用于剥离和保护位于椎体侧方和前方的软组织。接下来，当处理接近并打薄硬脊膜前方的椎体后缘时，高速磨钻是非常理想的工具。高速磨钻对于脊柱侧凸畸形凹处椎弓根的切除也尤为重要，因为此处的椎弓根往往高度皮层化并且直接与脊髓接触。钻石磨头更为锋利，但非必备。

在手术过程中需要使用多根连接棒。在前柱失去稳定性支撑之前，放置一根适合畸形的临时棒，以便在椎节切除期间稳定脊柱。在闭合截骨间隙和矫正畸形过程中，术者更青睐于选择使用一根临时棒连接在截骨近端和远端，而不是在截骨部位的近端和远端使用两根临时棒，另外还要将多米诺连接器连接在截骨术的上方和下方。多轴复位螺钉（MARS）也非常有用，其可以预防和治疗VCR闭合期间的病理性脊柱半脱位。

在前柱截骨间隙内植入结构性移植物，或者钛/聚醚醚酮（PEEK）cage，以维持前柱的完整性并防止过度的脊柱缩短和硬膜皱褶。胸椎对于过度短缩耐受性很差，易导致脊髓功能障碍。神经组织的扭曲和/或血供不足会导致运动诱发电位监测信号异常。另外，这些结构性移植物会增加前方椎体融合的概率。

（五）内固定

骨膜下仔细剥离暴露脊柱，从两侧到横突的尖端。暴露完成后，将椎弓根螺钉置于预定的融合节段。截骨术完成后，至少应在VCR节段上、下各有2~3个节段固定以稳定脊柱。在以下位置使用多轴复位螺钉（MARS）对稳定脊柱很有帮助：①重度脊柱侧凸的凹侧面顶椎附近；②严重后凸或后凸畸形的近端和/或远端区域；③任何类型腰椎畸形的腰椎凹侧。

（六）全椎节切除

截骨节段需要向外侧切除4~5 cm长的肋骨，然后显露肋椎关节并切除肋骨小头，与要切除节段相对应的4~5 cm内侧肋骨将被暴露和切除。通常在VCR的节段切除双侧横突有助于进一步减弱肋骨头的附着力，更好地暴露肋骨头与椎体和上方椎间隙的韧带。另外，肋骨可以分段切除，先切除中间的肋骨，剩余的肋骨和横突可以用咬骨钳逐块去除。肋骨和横突的去除可起到两个作用：一是提供了足够长的植骨块，可以放置在截骨后的椎板缺损处；二是满足显露椎弓根和椎体外侧壁的需要。可在椎板切除之前进行肋骨—横突切除，以防止在切除肋骨过程中失手损伤椎管内结构。

双侧肋骨—横突切除后，用Penfield 1号剥离子对椎体外侧壁进行分离，直至暴露椎体前部。这一部分的分离也可以结合使用电刀和骨膜剥离子。椎旁软组织通常在椎间盘间隙处附着紧密。椎体外侧的软组织（包括胸交感神经链、节段血管和胸膜等，以及椎体前方大血管）使用可塑性的板状拉钩或专门的椎体拉钩来保护。严重的冠状位脊柱畸形患者，椎体通常不位于正前方，而是旋转至凸侧。

完成椎弓根螺钉植入并完成周边结构暴露之后，下一步将进行椎节切除。应该牢记，手术应该安全而迅速地进行，因为在椎节切除过程中可能会大量失血。要先在VCR的节段上进行双侧椎板切除。此外，还要去除头端一节的椎板至椎弓根的下缘，再去除尾端一节的椎板至椎弓根上缘，以完成后路减压。切除一个节段需要暴露5~6 cm的脊髓（图3-3-2）。这一过程中应保证后柱暴露空间足够大，以防止矫正期间出现任何硬膜皱褶或对椎管造成挤压、侵占。此时，可以在背根神经节内侧结扎相应的胸神经根。

一旦后路截骨完成，应将一根临时固定棒固定在VCR节段上方和下方的2~3个节段的椎弓根螺钉上。根据脊柱的畸形程度和不稳定程度，可使用单侧或双侧棒来防止截骨中出现脊柱半脱位。识别要切除椎节的椎弓根，并通过切除外侧壁进入椎体。椎弓根外侧的开口应足够大，以使刮匙顺利通过。理想的椎体切除方法是将松质骨从椎体中刮出，取出的骨质用于之后的植骨。在胸椎椎体切除手术的出血明显少于在腰椎进行类似手术时的出血。对于脊柱侧凸或脊柱后凸的畸形，切除顶端凹侧的椎弓根具有非常大的挑战性，因为它非常致密。在单纯脊柱侧凸的畸形中，其整体朝着脊柱凸侧向后外侧旋转。如前所述，使用小的高速切割钻头有助于在侧弯凹面小心地去除皮质骨。因此，在脊柱侧弯和脊柱后凸的畸形中，根据椎体所处的位置，将大部分椎体从畸形的凸侧剥离。我们倾向于在切除凸侧之前先切除凹侧的椎弓根，这样可以最大限度地减少出血流向凹侧而影响手术视野。同时，在完成凸侧椎体的切除前，凹侧的脊髓受凸侧神经根的牵拉可适当保持在中间位置。除了椎体前部，整个椎体都将被切除，因为希望在前纵韧带上保留一个完整的薄的骨性结构以达到增强融合的目的。如果这块椎体前部的皮质骨很厚，那么必须削薄以便闭合椎节切除区域。

切除上方和下方胸椎椎间盘，以露出相邻的椎体终板（图3-3-3）。与其他任何椎体切除术一样，应注意避免破坏相邻的骨性终板。若骨性终板被破坏会导致椎间融合器下陷和矫正失效（图3-3-4）。

畸形矫正前椎体切除的最后一个步骤是椎体后壁的切除。必须对硬脊膜周边进行探查，并分离所有粘连，包括硬膜外前静脉丛、后纵韧带或通常在椎间盘处出现的骨赘。硬脊膜和椎体后壁之间的分离可能会导致大量失血。双极电凝止血和/或局部止血材料联合应用可控制硬膜外出血。一旦将硬脊膜与所有的前方结构分离，就可以用倒角的刮匙、Woodson剥离子或专用的后壁打入器将薄壳的椎体后壁从脊髓腹侧推到椎体切除后的空隙中。在去除椎体后壁时，应仔细检查硬脊膜，如果发现任何压迫或附着，应将其去除。

（七）畸形矫形

至此，脊椎切除已经完成，可以通过短缩进行缺损处的闭合和畸形矫正。矫形中脊柱总是被短缩而不是被延长，而凸侧短缩是最基本和最主要的矫形技术。同样，在缺损闭合之前和整个闭合过程中，手术医生应对硬脊膜进行360°探查，预见可能存在的压迫点，并在复位前和复位过程中及时处理。

在骨质良好、椎弓根钉把持力良好的情况下，可以直接将一根临时棒固定于头尾端椎弓根钉；或者在头端和尾端各放置一个临时棒，然后用多米诺连接器连接两根临时棒。在第二种闭合方法中，矫正力可以分布在多个椎弓根螺钉水平上，但注意必须缓慢压缩，因为压缩过程中可能会出现脊柱半脱位和/或硬脊膜皱缩。对于具有一定程度后凸的畸形，当脊柱矫正度在50%~75%时，建议在前方放置一个椎间融合器，以避免过度压缩。椎间融合器还可作为铰链以提供进一步的后凸矫正。通常，脊柱将缩短1~1.5 cm。然后，插入一个适当高度和长度的、填充有自体松质骨的融合器，并对融合器进行进一步的闭合和加压将获得进一步的畸形矫正。一旦完成VCR的闭合，就在对侧放置一根永久棒。去除临时棒，最后在同侧放置一根永久棒（图3-3-5）。可采用适当的加压和撑开原位弯棒等矫形方法，并始终注意可能出现的脊柱半脱位、硬脊膜压迫或前方椎间融合器脱落产生的影响。复位完成后，通过术中C形臂确认位置，并进行对硬脊膜全方位最后的探查，以确认椎管宽敞和硬脊膜无压迫。如果脊柱的序列情况令人满意，就将自体肋骨移植物放置在椎板切除后的缺损上，并使用缝线固定在连接棒或横联上。放置肋骨时必须小心，不要产生任何的脊髓压迫。

　　图3-3-6为一例采用胸椎后路VCR治疗重度脊椎滑脱的病例。

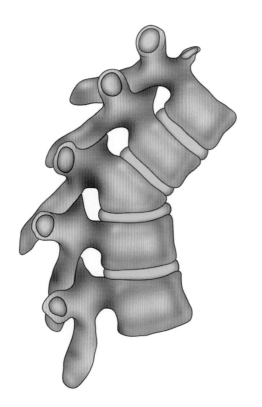

图3-3-1　全椎体切除至少需要显露包括病椎在内的5个节段，病椎在横向上需要更广泛的显露，一般需要显露两侧横突

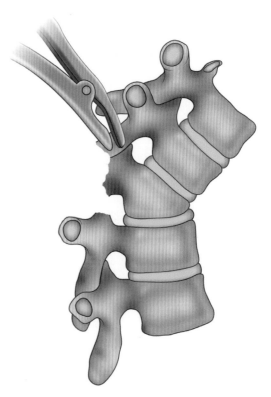

图3-3-2　首先需要切除病椎的全部后路附件结构和头尾端椎节邻近的附件结构

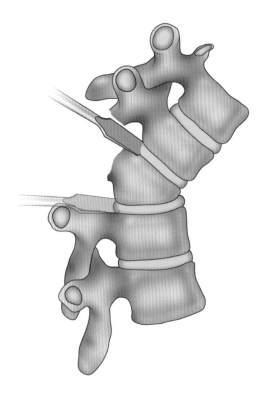

图3-3-3　在切除椎体前，应先切除上、
　　　　下方的胸椎椎间盘

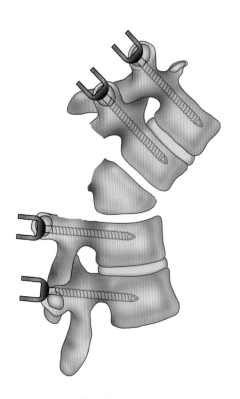

图3-3-4　进一步切除椎体，可分块切除；在非
　　　　操作侧须用临时棒进行固定

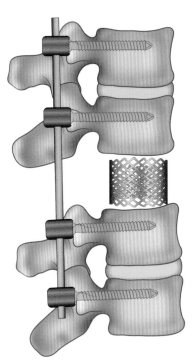

图3-3-5　切除椎体后，进行畸
　　　　形的矫正和局部的结
　　　　构性植骨

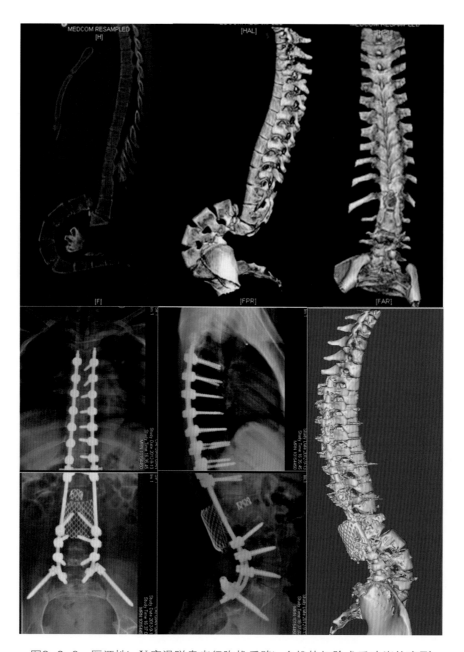

图3-3-6　医源性L_1Ⅴ度滑脱患者行胸椎后路L_1全椎体切除术重建脊柱序列

三、注意事项

即使对最有经验的外科医生来说，胸椎后路VCR也是一项高技术、高要求的手术。我们建议使用包括运动监测在内的多种神经电生理监测手段。根据经验，在脊柱压缩和矫正过程中，丢失MEPs信号的患者最常见。MEPs信号丢失的另一个常见原因是脊柱半脱位，这可能发生在矫形过程之前、之中或之后。在后路重建脊柱稳定性的过程中，脊柱变得极为不稳定，硬脊膜囊必须全程保持无压迫且未过度缩短（尤其在脊柱后凸的重建过程中）。通过更大的前方椎间融合器恢复前柱高度，可以使得丢失的MEPs信号恢复。

在矫形期间维持正常血压非常重要。建议将患者在这段时间内的平均动脉压维持在75 mmHg以上，偶尔需要使用低剂量多巴胺作为升压手段。通常情况下，即使血容量似乎足够，也会给予输注血液制品，因为在术中会发生相当程度的血液稀释，而这具体取决于麻醉时补充的液体量。

如前所述，胸椎后路VCR可以完全切除所有脊椎成分。这种技术要求高但强有力的手段可使严重的脊柱畸形达到显著的影像学和外观矫正的目的。

第四节

胸椎肿瘤后路全椎体切除术

一、概述

刮除或分片切除是传统切除椎体肿瘤的常用方法。然而，这些方法都有明显的缺点，包括肿瘤细胞污染并定植于周围组织的风险高，以及由于难以将肿瘤与健康组织区分开导致的肿瘤组织局部残留。这些因素造成肿瘤不能被完全切除以及脊柱恶性肿瘤的局部复发率高。为了减少局部复发率并提高脊柱恶性肿瘤患者的生存率，有学者研发出全脊椎整块切除术（total enbloc spondylectomy，TES）。这种方法要求切除整个椎骨或包含恶性肿瘤的所有椎骨即用线锯经后路整块切除椎板、椎体和双侧椎弓根。使用这种技术，术者能够达到肿瘤的广泛切除或边缘切除目的。

TES的主要适应证是原发性恶性肿瘤（Ⅰ期、Ⅱ期）、侵袭性良性肿瘤（Ⅲ期）、预期寿命长的患者的孤立转移。

　　从肿瘤生长的角度来看（参见tomita手术分型，图3-4-1、图3-4-2、图3-4-3），主要建议将TES用于3型、4型和5型病变；相对建议用于1型、2型和6型病变。1型或2型患者仍可以作为放疗、化疗，椎体切除或半椎体切除的候选对象。7型病变不推荐使用TES。全身性治疗或临终关怀可能是这些病变患者的治疗选择。然而，还是可以根据患者及其家人和医生之间的商议来做出最终决定。

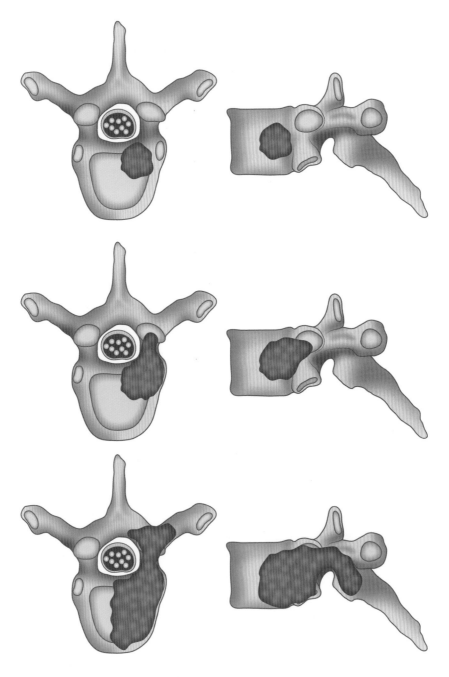

图3-4-1　tomita手术分型：1型（上）、2型（中）、3型（下）

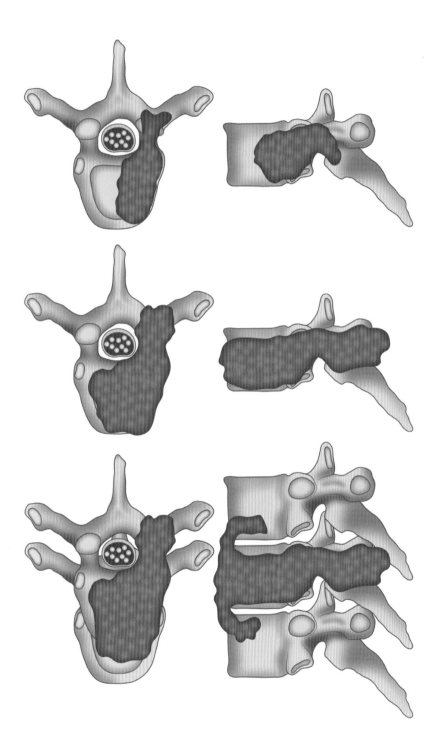

图3-4-2　tomita手术分型：4型（上）、5型（中）、6型（下）

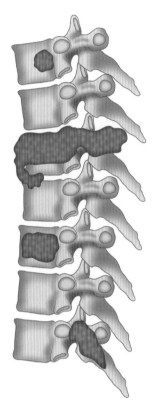

图3-4-3　tomita手术分型：7型，并
不适合行TES

二、操作步骤

（一）术前栓塞

术前应该栓塞病灶处供血动脉本身以及供血动脉上方和下方的节段性动脉。这种栓塞技术可以在不影响脊髓功能的情况下显著减少术中出血。

（二）麻醉

采用气管内全身麻醉。在麻醉过程中，避免使用可能影响MEPs、SSEPs和EMG信号的药物。一般情况下，监测动脉压和中心静脉压来监测血压和恢复容积。成年患者平均动脉压应保持高于80 mmHg，以确保神经元有足够的血液灌注（特别是在截骨闭合期间）。

（三）体位

患者俯卧在手术床上，避免腹部受压。

（四）手术方法选择

手术方法取决于肿瘤的进展程度或受影响的脊柱水平。

1. 单一后路

对于L$_4$以上的TES，只要肿瘤不累及大血管或节段性动脉，单一的后路优于后—前联合入路。

2. 前—后路联合

对于累及大血管或节段性动脉的5型或6型肿瘤来说，先行前路的解剖，再行后路TES。目前，胸腔镜或小切口是前路解剖的首选方法。

3. 后—前路联合

对于L$_4$或L$_5$水平的脊柱肿瘤来说，因为髂翼和腰骶丛神经给手术带来了技术上的挑战，所以可先行后椎板的切除和固定，后行椎体前方的整块切除和椎体假体的植入。

（五）显露

后正中切口，并在受累节段的上方和下方延伸三个椎节。从棘突和椎板上分离椎旁肌，向两侧牵开。如果患者进行了后路活检，那么应该仔细切除活检通道，所用的方式与保肢手术相同。仔细解剖小关节，通过自动牵开器和分离小关节周围的肌肉，可以获得更广泛的暴露。手术视野宽度必须足够，以允许在横突下方进行分离。

在胸椎中，受累节段的肋骨在肋横关节外侧3～4 cm予以横断，并将胸膜与椎骨钝性分离开来。为了显露切除椎体的上关节突，对上位邻近椎体的棘突和下关节突进行切除（图3-4-4，切除上位邻近椎体的棘突和下关节突），并剥离附着的软组织，包括黄韧带等。

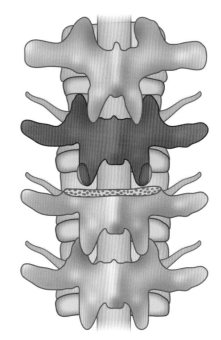

图3-4-4　切除邻近节段相连接的附件结构，注意保持病椎后路附件的完整性

（六）无齿钢丝线锯导向器的使用

为了使无齿钢丝线锯导向器通过神经根管的一端出来，应格外小心地切开并去除附着

在峡部下方的软组织，以免损伤相应部位的神经根。按从头到尾的方向穿过椎间孔以引入C形的、具有延展性的无齿钢丝线锯导向器。在穿入过程中，该导向器的尖端应沿着椎板和椎弓根的内侧缘穿入，以避免损伤脊髓和神经根。该导向器穿入完成后，在峡部下方神经根管的出口可以看到导向器的尖端。将线锯穿过导向器的孔，并用T-saw夹钳紧紧夹住线锯的两端。保持线锯的张力，移去无齿钢丝线锯导向器。

整块切除椎弓根和椎板。在保持线锯张力的情况下，用一个特殊设计的无齿钢丝线锯把持器，将线锯置于上关节突和横突的下方，在这个过程中，围绕椎板放置的线锯将环绕在椎弓根上。随着线锯的往复运动，使椎弓根被切断，然后切除脊柱的整个后部结构（棘突、上下关节突、横突和椎弓根）（图3-4-5）。椎弓根的切割面用骨蜡封住，以减少出血和防止肿瘤细胞的侵蚀。为保持后柱切除后脊柱的稳定性，需在脊柱后方给予临时的器械固定（"两上两下——节段性固定"）。

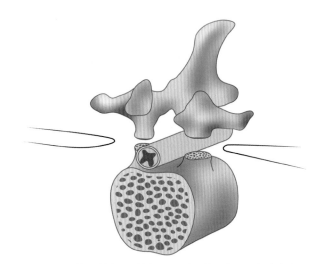

图3-4-5 利用线锯，将椎弓根切断，然后移除病椎的整个后部结构（棘突、上下关节突、横突和椎弓根）

（七）椎体周围的钝性分离

沿着神经根走行的脊柱节段动脉的分支结扎和切断。胸椎的神经根在受累椎体边缘被切断。在胸膜（或髂腰肌）和椎体之间平面的两边做钝性分离（图3-4-6）。通常椎体外侧的分离用弯曲的椎体剥离器是比较容易做到的，然后将节段动脉从椎体上分离。先在椎体两侧进行连续性分离，然后在椎体前侧用弯曲的剥离器和手指仔细地分离前方大动脉。当手指指尖于椎体前汇合时，从最小规格依次插入一系列椎体剥离器以扩大分离范围。在分离的局部保留一对最大号的剥离器作为一个拉钩，以防止椎体切除过程中损伤周围组织和器官，以及为前柱的手术操作建立足够的手术视野（图3-4-7）。

（八）脊髓分离和椎体的整块切除

用脊髓分离器分离脊髓周围结构，包括静脉丛和韧带组织，确保脊髓（硬脊膜）有一定的移动度。用探针确认椎间盘水平后，在椎体的近端和远端切割水平处插入线锯。最近也有文献报道，一种钻石线锯可用于椎体切除术。

  使用边缘两侧带齿的限位器，可以防止线锯的偏移，并使椎体的前柱和前、后纵韧带一起被线锯切断（图3-4-7）。游离脊髓前柱，使其环绕脊髓做自由的旋转活动。小心移除椎体以避免损伤到脊髓。采用这种方法，可以实现脊髓前后的完全减压（脊柱周围减压）和椎体肿瘤的完整切除。

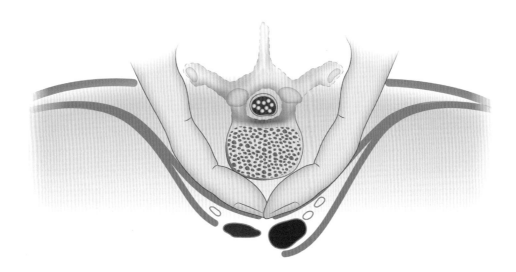

图3-4-6　胸膜（或髂腰肌）和椎体之间平面的两边做钝性分离，将病椎侧方和前方做游离，双侧手指需要在病椎前方会师

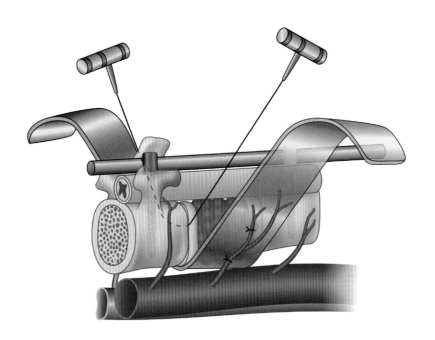

图3-4-7　利用专用拉钩隔离前方大血管，以防止椎体切除过程中损伤周围组织和器官，并为前柱的手术操作建立足够的手术视野；利用线锯将椎体的前柱和前、后纵韧带一起被切断

（九）前路重建与后路器械内固定

将一个椎间融合器比如钛笼和自体移植物、同种异体移植物和陶瓷（图3-4-8）正确地插入到椎体切除后的间隙。透视检查椎间融合器的位置正确后，通过对后路内固定做适当的短缩，加压置入椎间融合器。如果要切除2～3个椎体，建议在后柱和结构性移植物（人工椎弓根）之间使用连接装置。

图3-4-9为一例T_{12}椎骨巨细胞瘤行TES的病例。

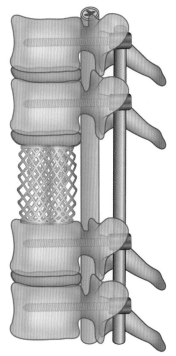

图 3-4-8　利用人工椎体或钛笼重建前路稳定性，后路至少需要远近段各有2个节段的固定

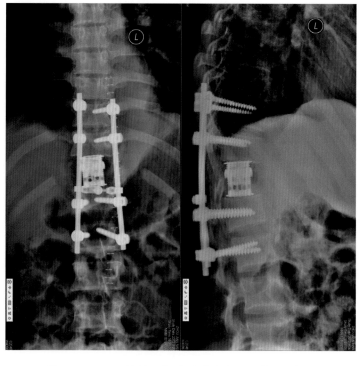

图 3-4-9　T_{12}椎骨巨细胞瘤患者行TES术后X线片

三、注意事项

（一）技术要点

该手术的技术要点见表3-4-1。

表3-4-1 技术要点

并发症	处置
硬膜外静脉丛出血	整块椎板切除后在目标椎体的头部和尾部向硬膜外腔注入1.5 mL纤维蛋白胶，有助于减少硬膜外静脉丛的渗出
椎体周围钝性分离	（1）在解剖学基础上，一步步分离是一个重要的基础 （2）在后路TES之前，使用胸腔镜或微创切口从前路对椎体周围的血管进行处理。对于肿瘤可能累及节段性动脉的患者，该手术比单一后路的TES更安全 （3）在L_1和L_2病变处，由于节段动脉在椎体和横膈膜之间走行，所以在分离腰椎动脉之前，应先将横膈膜从椎体中分离出来
结扎节段动脉	结扎3个椎体水平的节段动脉，包括Adamkiewicz动脉的一个分支，可能不会影响脊髓诱发电位和脊髓功能
脊髓损伤	（1）应避免神经机械性损伤，特别是移位、扭曲和用线绳上下垂吊 （2）脊髓拉伸会造成不可逆的机械性损伤。过度神经根牵拉也会由于根部撕脱而损伤脊髓
肿瘤细胞侵犯	建议用蒸馏水和高浓度的顺铂反复清洗，以清除受污染的癌细胞。
脊髓短缩	（1）调整后路内固定器械，使其稍微压迫插入的椎体假体（5～10 mm），确保该手术作为使用TES进行脊柱重建的最后一步 （2）脊柱短缩的过程有两个重要的优点：①增加脊柱前、后柱的稳定性；②增加脊髓血流量，改善脊髓功能

（二）并发症

在该手术过程中存在出血过多，钝性分离椎体时的血管损伤、脊髓损伤，以及肺或胸膜损伤等常规并发症。

第五节

脊柱侧凸后路矫形术

一、概述

胸椎侧弯可按侧弯类型分类。在考虑采用何种手术方式前，明确侧弯的King和Lenke分型非常重要，这有助于手术医生确定合适的治疗方法和手术技术。King分型是由美国双城脊柱侧凸中心（Twin Cities Scoliosis Center）提出的。Harms研究小组则提出Lenke分型法，其在King分型法的基础上进行了扩展，并考虑到了胸椎的矢状面畸形以及腰弯的顶端在骶骨正中线的冠状位偏移，即胸椎修正型和腰椎修正型。

单胸弯是最可能产生失代偿的侧弯类型，失代偿的胸椎侧弯常表现为肩膀不平衡。最常见的单胸弯是凸向右的胸弯。相对而言，双胸弯的表现则更为多样化。最典型的双胸弯是上胸弯凸向左侧，下胸弯凸向右侧。肩部是否平衡在治疗双胸弯时对手术方案有明显影响。如果患者左肩高，那么应同时融合两个胸弯。如果患者的肩膀齐平，或者右肩膀比左肩膀高一点，那么是否需要同时融合两个胸弯就变得更加难以抉择。这种情况将在本章后面讨论。

King分型的Ⅱ型，即假双主弯型，由结构性胸弯和腰弯组成，腰弯小于胸弯。目前，手术医生在大多数情况下只选择固定胸弯而不是固定两个弯曲。这是King分型的提出所带来的巨大进步。

King分型的Ⅳ型或长胸弯，其L_3远端稳定椎通常为L_3或L_4。因此该单胸弯型可能需要融合至L_3或L_4。使用Harrington撑开棒时，通常选择L_4作为融合的远端节段。如使用椎弓根螺钉系统，选择L_3作为融合的远端节段则更为合理。

如果患者是多弯畸形，则手术时需要考虑的因素包括椎体旋转、Cobb角和每个弯的顶椎的偏移大小。这些因素在Lenke分型的腰弯的A、B和C修正型中得到了体现。Lenke分型也强调胸椎的矢状面也是一个需要考虑的方面。正常后凸的胸椎，后凸过大的胸椎，不足甚至前凸的胸椎后凸，会使手术决策有所差异，这将在本章后面讨论。

（一）适应证

大多数手术医生将Cobb角大于45°或50°的侧弯内作为手术治疗的最常见指征。对于小儿和成年患者，在考虑手术指征时，侧弯的大小虽然是重要的因素，但并不是唯一的因素。还应考虑的其他因素包括侧弯对外形的影响及畸形对患者造成的影响。

另一个需要考虑的重要问题是患者的骨骼成熟度。具有50°曲度且Risser等级为0（即骨骼未成熟）的患者与具有50°曲度且骨骼已成熟的患者之间存在本质上的区别。在骨骼发育不全的患者中，甚至在数月内可以观察到明显的进展。而在年长患者中，侧弯的进展通常以年度进展为观察指标。刚进入生长高峰期的40°侧弯患者比骨骼发育成熟的40°侧弯患者具有更高的进展风险。

每个胸椎侧弯的手术适应证可能都有差异。过度后凸的胸椎侧弯通常表现出更大的外观畸形，另一个考虑因素是在畸形之上和之下的代偿弯对胸弯的代偿情况，及代偿后能否保持平衡；如果失代偿，其失代偿的程度如何；两侧肩部的不平衡程度，以及高低肩与主弯方向的对应关系。在某些情况下各种治疗方案都是可以考虑的，例如具有40°~50°曲度且Risser等级为2的患者可能会考虑进行佩戴支具、观察或手术治疗。

（二）禁忌证

胸椎侧弯的外科治疗禁忌证包括Cobb角小于45°或50°，或从外观上看有轻微侧弯。如前所述，相当大角度的侧弯通常在骨骼成熟患者中保持总体冠状位平衡，而外观基本正常的患者更倾向于选择观察。在某些患者中，严重的心肺功能不全可能是手术的绝对禁忌证或相对禁忌证，严重的心肺功能可能与极严重的畸形有关。在这些复杂的情况下，通常需要对患者进行多学科评估，以确定手术治疗是否可行。

二、矫形技术

（一）一般概念

选择性撑开和加压可能在单胸弯矫形中有一定效果，但在远端需固定至L_3的双胸弯或双主弯的病例中则效果为明显。在典型的右胸弯中，对于远端融合至L_3或L_4的患者，通常要在L_2/L_3之间右侧进行选择性加压，然后在左侧进行选择性撑开，以对畸形矫正。

凹侧棒的原位弯棒对于矫形非常有帮助，应在放置凸侧棒之前执行此步骤。如果使用多组椎弓根螺钉进行矫形，则先锁紧其中一个螺钉，可以是顶椎部位的螺钉，或者是上端或下端的螺钉，此处建议采用单向螺钉。拧紧顶点的螺钉的优点是在原位弯棒的过程中，可使顶椎的上、下两端等长延长。使用固定螺钉时，原位弯棒矫形效果最好。

椎体直接去旋转技术（图3-5-1），通过植入椎体的螺钉来对旋转的椎体进行矫正，从而矫正脊柱旋转畸形，同时可矫正侧弯，以及因脊柱旋转导致的肋骨隆起，还可改善和矫正剃刀背这一技术适合柔韧性较好的侧弯患者。

平移技术，通过将偏离脊柱中线的椎体向脊柱中线直接牵拉平移，可以纠正侧弯。可采用椎板下置入钢丝或钢缆（图3-5-2至图3-5-6），在上棒后牵拉偏移中线的椎体纠正侧弯；或者通过侧开口椎弓根钉和特殊的工具将偏离中线的椎体牵拉回中线以达到矫正冠状面目的。一般来说，平移技术属于二维矫正技术，对冠状面畸形有较好的纠正效果，但也可能会加重椎体旋转畸形。

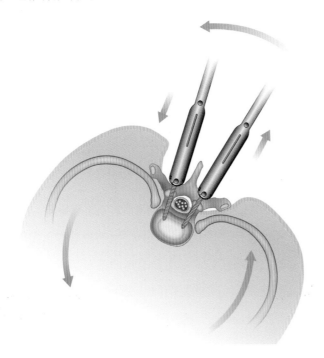

图3-5-1　通过植入椎体的椎弓根螺钉来对旋转的椎体进行旋转畸形矫正，从而矫正脊柱旋转畸形；一般需借助单向螺钉或单平面螺钉进行去旋转，或将万向螺钉借助工具转换为单向螺钉

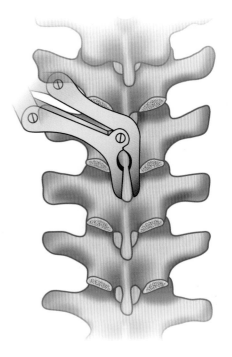

图3-5-2　椎板下置入钢丝或钢缆
step 1：咬除棘突

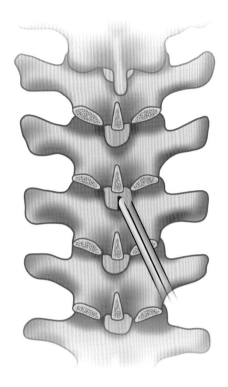

图3-5-3　椎板下置入钢丝或钢缆step 2：
咬除黄韧带，显露硬膜囊

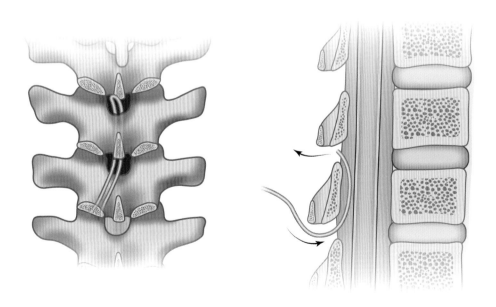

图3-5-4　椎板下置入钢丝或钢缆step 3：在椎板和硬膜囊间隙内穿入钢
丝，一般由尾端往头端穿

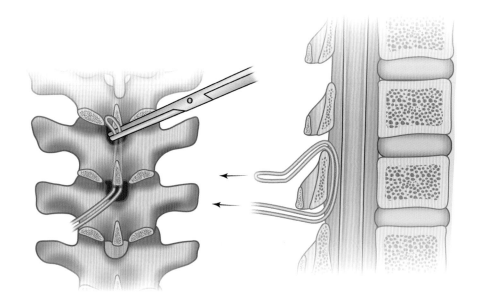

图3-5-5　椎板下置入钢丝或钢缆step 4：一旦钢丝头端到达头端椎板间隙，
　　　　　就以椎板剥离子勾出钢丝头端，然后以钢丝钳夹住钢丝头端，将
　　　　　其缓慢抽出

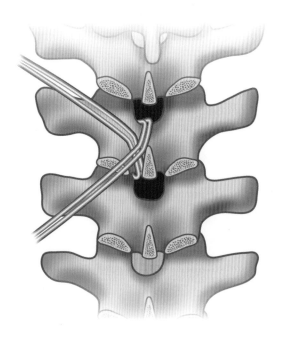

图3-5-6　椎板下置入钢丝或钢缆step 5：一旦钢丝穿过椎板下，就
　　　　　应将钢丝折弯固定于椎板上，避免钢丝在椎管内任意移位
　　　　　损伤脊髓

　　旋棒技术，一种通过旋转连接棒而同时达到去旋转和平移目的、进而矫正侧弯的技术，是随着椎弓根螺钉固定技术发展而来的一种三维矫形技术。在行手术固定节段椎弓根钉内固定后，常常是在凹侧先上一根连接棒，此时上棒不用刻意纠正侧弯。上好一侧棒后，通过旋转连接棒，将胸椎的侧弯转变为胸椎后凸，将腰椎段或胸腰段的侧弯转变为腰椎前凸，以达到同时去旋转和平移的目的，且有利于重建脊柱的矢状面生理曲度（图3-5-7至图3-5-9）。

　　图3-5-10为一例特发性脊柱侧弯患者行脊柱侧凸后路矫形术的病例。

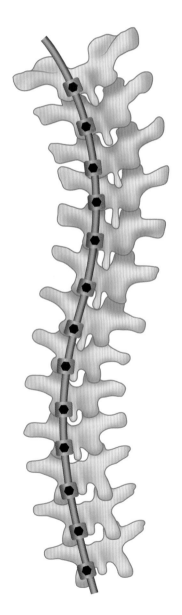

图3-5-7　先上凹侧棒，此时可以不用纠正侧弯

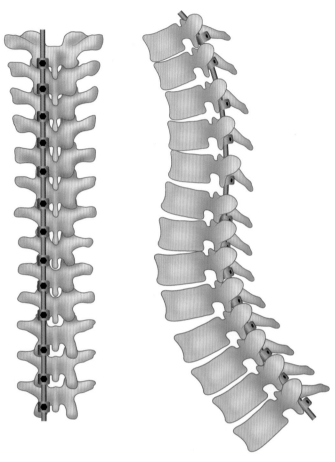

图3-5-8 通过旋转连接棒，将胸椎的侧弯转变为胸椎后
凸，将腰椎或胸腰段的侧弯转变为腰椎前凸，以
达到同时去旋转和平移的目的，且有利于重建脊
柱的矢状面生理曲度

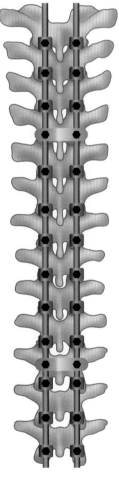

图3-5-9 最后上另外一
侧棒和横连

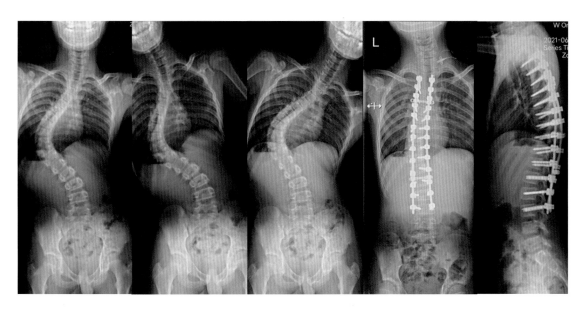

图3-5-10　特发性脊柱侧弯患者行脊柱侧弯后路矫形术

（二）胸廓成形术

目前大多数手术医生进行胸廓成形术的频率比过去明显减少。比如在典型的右胸弯畸形中，胸廓成形术会减小右侧的潜在肺容量，这可能会减弱术后肺功能。当术者进行胸廓成形术时，首选是切除在侧弯顶椎附近的内侧部分肋骨，并尽可能将肋骨切除至横突水平。将肋骨缝合到横突或凸侧棒上，以稳定肋骨。肋骨将在青少年患者中再生，而在成年人中则不会再生。从既往经验来看，成年人中慢性胸壁疼痛的风险约为25%，而在儿童中这一比例为10%。建议不要在焦虑症患者（尤其是成年人）中进行胸廓成形术，而对于未成年或成年患者，我们不建议常规进行胸廓成形术，除非scoliometer测量值大于20°并且患者的肺功能值达到预测值的90%或更高。肺功能的关键指标是用力肺活量（forced vital capacity，FVC）和总肺活量。

（三）前路手术

与过去相比，现在的开放式和胸腔镜前路松解已不再流行。由于椎弓根螺钉植入物的出现，外科医生可以对大多数胸椎侧弯进行足够的矫正，因此不需要首先进行胸腔镜下松解。但是如果不使用椎弓根螺钉植入物，那么胸腔镜松解确实有助于增加胸椎侧弯的柔韧性和对其进行矫正。

对于非常大的曲度（＞120°）或严重后凸畸形，将考虑术前使用Halo架牵引和全椎体切除术。然而对于中度的侧弯畸形，可以通过单前路或后路进行植骨融合和内固定。前路内固定仅适用于单胸弯，而双胸弯是禁忌证，前路固定的优点是可以节省一个或两个远端节段，并能更多地自发矫正下方的腰弯。开胸手术比后路手术有更多并发症概率。

（四）成人侧弯VS青少年侧弯

在成年人中，侧弯可能会变得僵硬，并且小关节会显著增生。在成年脊柱侧弯手术方法中，大部分重点将放在切除增生的小关节突上，以利于矫形并显露椎弓根螺钉的进钉点。

成年人的胸椎侧弯比青少年的更容易出现后凸。如前所述，成年人通常对胸廓成形术的耐受性较差，这主要是因为其肋骨不会再生。但是如果患者积极配合，并且对症状不敏感，则可以考虑行胸廓成形术。

（五）僵硬的重度侧弯

术前的Halo架牵引通常有利于僵硬的重度侧弯，且进行彻底的小关节突切除也有助于矫形。小关节突切除是分步进行的：第一阶段利用骨凿去除小关节突；第二阶段切除黄韧带；第三阶段包括从中线向侧隐窝和椎间孔方向切除小关节突和黄韧带，实际上相当于实施Ponte截骨术。

对于较大的僵硬侧弯，分步矫形更安全。与缓慢的分步矫形相比，突然的、大幅度的矫形会急剧拉伸脊髓。全椎弓根螺钉技术在每个节段都可以施加矫正力，有助于其获得更好的矫形效果。全椎体切除术通常在治疗超过120°的侧弯时采用，特别是在伴有后凸畸形时。随着椎弓根螺钉技术和全椎体切除术的改进，需要进行前后路联合手术的情况越来越少。

三、操作步骤

（一）麻醉

采用气管内全身麻醉。所有患者均需使用神经电生理学监测，包括躯体感觉诱发电位和某种形式的运动诱发电位。

（二）体位

将患者俯卧在Jackson手术床上，小心地用棉垫将所有骨性突出物进行保护。令其腹部悬空，以降低硬膜外静脉压力。

（三）仪器

矫正一个胸椎侧弯畸形可能需要使用多种内植物，如各种挂钩（例如第一代Cotrel-Doubosset器械），椎板Luque线缆或棘突Wisconsin线缆，均可以提供高效的矫形。但许多外科医生更喜欢混合使用这些内植物，如上端使用钩子，下端使用螺钉，中间利用线缆。全椎弓根螺钉内固定越来越受欢迎。

使用椎弓根螺钉植入物似乎可以进行更多的矫正。然而，通过椎弓根螺钉技术能否真正实现去旋转仍然值得讨论。目前还不完全清楚使用椎弓根螺钉可获得多少额外的矫正效果，或者通过每个节段的固定可获得多少矫正度。椎弓根螺钉通常会获得足够好的矫正效果，从而大大减少对胸廓成形术或前路松解的需求。

迄今为止，不锈钢是治疗胸椎侧弯的最常见材质。不锈钢棒具有理想的刚度。不锈钢植入物的局限性在于术后MRI检查时有严重的金属伪影。对大多数患者常使用直径为5.5 mm的棒；也可根据畸形的情况和患者的身材，使用直径较小或较大的棒。

（四）显露

在常规的胸背部消毒铺巾准备后，切开棘突中线附近皮肤，然后使用Cobb骨膜剥离子和电刀进行后路脊柱骨膜下分离。借助术中X线透视确定目标节段位置。暴露完成后，使用大刮匙进一步剥落待融合部位后部任何残留的软组织，然后使用截骨刀对融合节段在内的所有节段（最远端的部分除外）进行下关节突切除截骨（图3-5-1），再用小刮匙刮除小关节内软骨。进行下关节突切除的目的有以下3个：收集局部自体骨移植物，通过去除软骨和关节间隙来获得小关节面融合，以及更好地显露解剖学标记以正确放置椎弓根螺钉。

利用后路解剖结构，置入融合节段的椎弓根螺钉，通常在侧弯凹侧面上的每个节段中均置入螺钉，在凸侧的大部分节段上置钉。为了减少交界性后凸的发生，资深的术者在融合节段近端时会使用椎弓根钩。放置螺钉后进行X线透视检查。当所有螺钉放置好后，再将矫形棒放置到位。在大多数特发性脊柱侧弯病例中，不管胸椎矢状面正常与否或是否有后凸畸形，都应将矫形棒放置于凹侧。

基于上述矫形原理（取决于侧弯类型）实施畸形矫正。矫形后进行术中长X线片拍摄。如果对矫形满意，则将固定螺钉锁紧开，将脊柱进行固定和融合。植骨融合的金标准始终是使用髂骨、肋骨或同时使用两者。术者一直在尽力减少手术对肋骨和髂骨的额外影响。如果患者需要融合至骶骨的长节段，则需尽可能避免在髂骨区取骨，这是因为髂骨对于进行骨盆固定非常重要。相比使用椎弓根钩或椎板间线缆，使用椎弓根螺钉可以有更出色的植骨融合面积。

通常除了融合节段顶端和尾端的棘突外，还需要切除所有棘突。然后使用骨凿掀起椎板外层皮骨，加上先前切除的小关节突，通常会有总计40～70 mL的局部自体骨。最后使用高速磨钻彻底打磨处理后侧植骨床，并添加经打碎的新鲜冷冻股骨头等同种异体移植物和利于成骨的生物制品（rh-BMP），即使有些在后路手术中应用的产品并未获得FDA批准。初期研究表明，该方法比完全依赖于髂骨、不添加新鲜的冷冻同种异体移植物或生物制品的传统植骨方法有更高的融合率。

四、注意事项

胸椎脊柱侧弯手术后并发症发病率极低，包括神经系统损伤和伤口感染。如前所述，在严重的畸形特别是合并后凸畸形的病例中，术前使用Halo架牵引，术中逐步、缓慢地矫正畸形，能够使神经损伤发生率降至最低。由经验不足的外科医生进行手术时，最常见的缺陷是冠状面或矢状面平衡欠佳。外科医生必须密切注意肩部的平衡，不能以主胸弯完美矫正为目的，因为这往往会以牺牲术后肩部平衡为代价。在假双主弯患者中，注意在远端固定节段保留一些椎体倾斜，以使术后在冠状面上向腰弯顺利过渡。术前认真评估矢状面平衡，对于避免交界区后凸也很重要。

04
第四章

腰椎技术

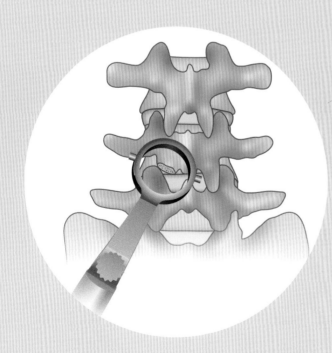

第一节

小切口经椎间孔腰椎椎间融合术

一、概述

小切口经椎间孔腰椎椎间融合术（minimal invasive surgery-transfuraminal lumbar interbody fusion，MIS-TLIF）是Wiltse暴露的一种改进形式，在透视引导下可使用专门的牵开器和仪器系统对活动节段进行减压和椎间融合，以最大限度地减少手术切口和创伤。

标准TLIF是一种公认的椎管减压和椎间关节融合的技术，主要是通过切除单侧小关节突关节以暴露Kambin三角区域，然后进入椎间盘间隙进行椎间融合。与标准的后外侧融合术相比，TLIF可以提高融合率，并通过恢复椎间盘高度间接减压，无须通过前方经腹膜后路或经腹入路即可获得前柱的支撑。但是必须权衡利弊，TLIF存在对出口神经根和行走神经根造成损伤的风险。

与标准开放式TLIF相比，MIS-TLIF采用更小的中线旁切口，并且常需要联合微创融合和微创内固定。通常情况下，MIS-TLIF不进行常规的后外侧融合，其严重依赖于椎间融合的成功以获得良好的疗效。与标准TLIF手术相比，MIS-TLIF的出血量更少，术后恢复更快，感染率更低。另外MIS-TLIF由于保留了重要的肌腱附着点和维持了骶棘肌的完整性而改善了远期疗效。

与标准TLIF相比，MIS-TLIF更加依赖于透视引导，因此手术医生、技术人员和患者的辐射暴露量会增加，但随着外科医生经验的积累，辐射暴露量会有所减少。使用X线透视或CT成像进行导航，可能会减少手术医生和工作人员的辐射暴露量。

（一）适应证

一个或两个节段腰椎病变，并有以下情况：椎管狭窄并脊柱节段性不稳（如退行性或峡部性脊椎滑脱），有症状的退变性椎间盘疾病。

（二）相对禁忌证

重度的脊椎滑脱（Meyerding分级为3级或4级），严重骨质疏松症，神经根解剖异常。

二、操作步骤

（一）术前评估

1. 对患者的评估

（1）骨质疏松症。

（2）影响骨愈合的潜在问题（使用尼古丁，患有糖尿病等）。

（3）既往手术史及硬膜外瘢痕组织形成的可能性。

（4）肥胖和牵开器的深度要求。

（5）对侧减压的需要。

2. 影像学评估

（1）运动节段的活动性。

（2）椎管狭窄程度和性质。

（3）确定头端/尾端减压程度和范围。

（4）对侧侧隐窝去除骨赘的需要。

（5）最好利用T1加权轴向MR成像观察神经根异常。

（6）椎弓根方向、直径和椎弓根螺钉长度。

（二）体位

将患者俯卧在可透射线的脊椎手术床上。推荐使用Jackson手术床和Wilson架附件，以帮助打开椎板间隙。小心地摆放患者上肢以避免医源性损伤（例如臂丛神经麻痹、尺神经压迫、肩袖肌腱炎等）。髋部的伸展有助于获得脊柱运动节段的前凸。膝盖弯曲可降低腰部以下神经根的张力。

（三）手术室布置

C形臂是否放置在TLIF的对面很关键。当C形臂从手术暴露的另一侧进入时，C形臂的基座可以被锁定，并且吊臂可以顺畅进出透视区，这利于频繁透视时减少操作时间，并减少手术医生频繁离开手术区域的需要。器械台安装在TLIF的对面，与臀部齐平。光源在TLIF的同侧。

（四）透视下定位

正确对齐的椎体AP图像中终板应显示为一条线，而非杯口状。椎弓根应该对称并且位于上终板的正下方。棘突应该在中线（尽管由于脊突畸形，在脊柱侧凸的情况下可能会产生少许偏差）。

正确对齐的侧位图像应将上终板显示为一条密集线。双侧椎弓根应该重叠。对于与铅垂线有成较大角度的椎间盘（如$L_5 \sim S_1$），可以将患者放置为反Trendelenburg体位以方便暴露椎间盘间隙。

（五）规划切口

标记两条平行的旁正中线，距后中心线约4 cm。利用侧位透视，画一条与椎间隙水平的横线，与旁正中线的交点即为切口的中点，切口长约3 cm。

（六）同侧TLIF术野的暴露

用11号刀片沿标记处做皮肤切口，然后沿着皮肤切口切开筋膜层。用手指沿着多裂肌和最长肌的间隙进行钝性分离，直至小关节的侧面。在C形臂定位后，用Cobb骨膜剥离子从目标小关节突关节上剥离多裂肌肌腱附着点。由于下腰椎的腰椎前凸，下腰椎水平的小关节突关节非常靠近，因此剥离器很容易无意间滑到邻近节段，导致从错误的小关节突关节上剥离肌腱。这会导致出血增多和肌肉收缩，可以通过在剥离肌腱之前再次进行透视检查来避免。

剥离小关节突关节上的肌腱附着点，可使一系列扩张器的外层套管逐渐"包围"小关节突（图4-1-1）。置入扩张器时经常旋转，有助于剥离肌腱附着点。在扩张器套管的侧面测量牵开器牵引钩的长度，并将带有适当长度牵引钩的牵开器放在扩张器上。

（七）小关节突切除和对侧减压

轻轻烧灼手术视野内的椎旁肌纤维，以暴露棘突的根部和小关节突，进而确定小关节突关节面。小关节突切除截骨的头端界线应使残余骨面与头侧的下终板成一直线。保留黄韧带，以便在切除下关节突期间保护硬膜囊。用弯曲的刮匙剥离黄韧带，并用Kerrison咬骨钳将其咬除，以暴露硬膜囊。切除对侧黄韧带和关节囊以实现对侧减压。如果需要更多地显露对侧，则可以去除棘突根部的骨性结构。调整牵开器的角度是获得对侧显露的关键，以利于实施对侧的侧隐窝减压和探查。

（八）椎间盘切除

牵开器与椎间隙水平保持一致，适当调整通道方向使其底部朝向Kambin三角区域。去除上关节突至椎弓根的上缘，必须注意全部清除通道内的椎弓根头侧的骨质，因为这条通道是用来置入椎间融合器的，残留的骨头会导致较大尺寸的cage向内侧移位而损伤行走根。当去除所有椎弓根头侧的骨性结构直至显露椎弓根上缘时，放置cage时通常不需要牵拉硬膜囊。硬膜囊应从椎体后缘分离开，以使行走根远离试模/cage的操作路径。这在翻修手术中尤为重要，因为既往的硬膜外出血和瘢痕通常会导致硬膜囊粘连在椎体后方，从而增加神经损伤的风险。

暴露Kambin三角区域内的椎间盘。用双极电凝烧灼硬膜外静脉丛。始终都应该注意行走根和出口根的位置，以防止无意中造成神经损伤。用15号刀头在椎间盘后环做水平的切口，随后用旋转型的椎间盘绞刀进一步扩大切口。用咬骨钳/骨刀切除椎间盘后缘骨赘，以便更容易进入椎间盘间隙。通常保留后上缘骨赘，以减少cage刺激出口根的概率及降低cage向后移位的风险。

使用直头和弯头刮匙，可完成椎间盘切除和终板的准备（图4-1-2）。可使用外缘光滑的椎间盘绞刀旋转分离和逐级试模来扩大椎间隙，充分撑开椎间隙并恢复椎间盘高度有助于腰椎滑脱的复位。在骨质疏松症患者中，应避免使用椎间盘绞刀，以免损伤骨性终板。

（九）cage的选择和置入

试模按由小到大的顺序对椎间隙大小进行测量，直到获得适合的试模大小。cage尺寸过小会增加后方内固定器械的压力，有导致内固定失败的危险；cage尺寸过大则可能会导致终板受损和后期植入物下沉。cage包括斜形cage和弧形cage（Banana-shaped）等。

·斜形cage更容易插入，但存在植入物与凹形终板不妥帖的情况。

·弧形cage较难放置，但在生物力学上更为牢固，向后移位的概率很小。

·使用子弹头型的cage（方便置入的改良型），需要注意在置入时可能会穿破前环。

·最新的可膨胀的斜形cage，允许cage插入高度较低，以尽量减少刺激神经根的风险，一旦插入椎间隙内，就可以撑开。

颗粒状植骨块填充在椎间隙前部，可使用局部切除的自体骨联合同种异体骨植骨。小心地插入cage，以免刺激损伤行走根和出口根（图4-1-3）。剩余峡部骨质可在插入cage时保护出口根。如果发生了终板破坏，且cage陷入终板凹陷中，则存在移植物下沉的风险。在这种情况下，可以使用试模将cage"推"到对侧椎间隙内，并且可以将第二个cage插入终板缺损的位置，以防止第一个cage退回原来的缺损处。纤维环环形的缺口可用纤维蛋白胶密封。

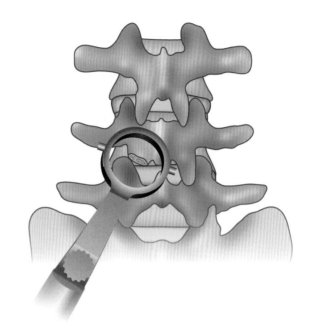

图4-1-1　放置工作套管以包围小关节突，切除上位椎节的下关节突

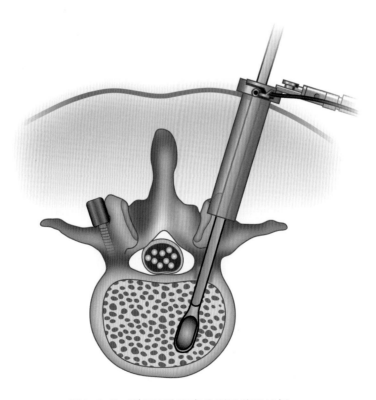

图4-1-2　利用直头和弯头刮匙处理终板

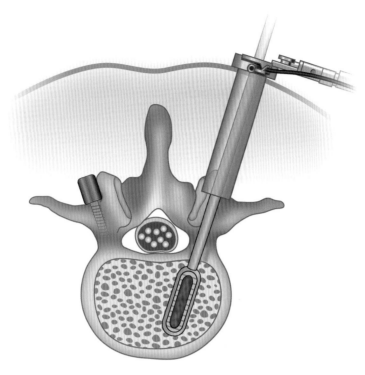

图4-1-3　植入合适高度的cage

三、注意事项

该手术常见的并发症包括以下几种。

（一）感染

与标准TLIF相比，MIS-TLIF的感染风险似乎有所降低。

（二）出血

很少有大出血以至于需要输血的情况。硬膜外出血可导致硬膜外血肿。放置深部引流管可将硬膜外血肿的风险降至最低。

（三）神经损伤

将硬膜囊从椎体后缘分离，可最大限度地减少在cage插入过程中行走根受到伤害的风险；保持部分峡部骨质，可以最大限度地减少cage插入过程中出口根受损的风险。如果确定存在神经根吻合支或其他的神经根解剖结构异常，则手术可能需要中止或在对侧进行。新的或术后神经系统障碍应尽快处理。必要时在围术期可再行探查以处理硬膜外血肿并确保没有神经卡压。

（四）脑脊液漏

通常不需要缝合。大多数的裂口较小，可以用胶原蛋白基质贴剂和纤维蛋白密封剂密封。

（五）内植物相关并发症

终板破坏后可能发生移植物下沉，并继发地导致椎弓根螺钉植入失败，因此必须注意避免破坏终板，特别是对于老年骨质疏松症患者。可能会发生椎弓根螺钉切割椎弓根，尤其是椎弓根内侧壁。与标准置钉相比，通过旁正中位切口置钉更容易引起内倾角增大，因此内侧壁穿透风险更大。准确的X线透视至关重要。神经监测是有用的辅助手段。

（六）邻近节段退变

与标准TLIF相比，由于保留了相邻节段的肌腱附着点，可以将邻近节段退变概率最小化。需避免在近端螺钉放置过程中损伤近段小关节突关节面。

第二节

腰椎重度滑脱复位固定术

一、概述

脊椎滑脱是指在病理情况下导致的椎体相对于下方椎体的前移，最常见于$L_5 \sim S_1$。腰骶交界处的稳定性取决于许多因素，包括椎间盘、骶骨坡度，骨盆入射角和神经肌肉完整性。在考虑腰椎滑脱的治疗时，必须了解滑脱的病因、类型和程度。许多分类系统已经发展用来描述脊椎滑脱；其中临床应用最广泛的两个分型是Meyerding和Marchetti Bartolozzi。Meyerding分类系统基于前滑脱的严重程度，以25%分级，直至完全滑脱、移位或椎骨脱离。Marchetti Bartolozzi分类系统是基于病因学机制（原发性发育不全或继发性）区分导致脊椎滑脱的不同病因。原发性发育不全与脊椎后部结构（包括椎板、峡部、腰骶关节突）缺陷或畸形有关。继发性腰椎滑脱包括脊椎裂/峡部裂（腰骶部与峡部形态正常的应力性或疲劳性骨折），以及外伤性、医源性、病理性和退行性病因。

（一）适应证

大多数脊椎滑脱患者无症状，有症状的患者通常使用非手术治疗效果良好。手术适应证包括出现腰椎滑脱节段的顽固性机械性背痛，并且经历6～12个月的非手术治疗无效。其他的适应证包括进行性加重的腰椎滑脱或神经压迫症状，如放射性神经痛、运动功能丧失、马尾综合征等症状。

腰椎滑脱需要复位的适应证尚有争议。对于高度发育不良，移位性腰椎滑脱或融合失败的病例更常需要复位。腰椎滑脱伴有局部显著后凸（后凸角度大于45°）或者患者无法保持直立被认为是复位的相对适应证。复位的好处包括增加椎间盘间隙内接触面积以利于融合，保持适当的姿势平衡，以及限制融合节段的数量。前路、后路和前后路联合入路的腰骶椎神经减压、固定以及可能的脊柱前滑脱复位技术是腰椎滑脱症手术治疗中常用的方法。

（二）禁忌证

手术治疗腰椎滑脱的禁忌证和大部分脊椎融合术一样，这些禁忌证包括全身因素和局部因素。全身因素包括活动性感染、恶性肿瘤或者患者有无法耐受手术的基础疾病（如控制不良的糖尿病或心血管疾病）。特定的局部禁忌证包括因严重的骨质疏松症无法实施牢靠的脊柱内固定，或多次手术导致广泛的硬膜外瘢痕形成。

二、操作步骤

（一）麻醉

采用气管内全身麻醉。外科医生和麻醉师确定术中是否使用监测椎弓根螺钉置入的术中神经肌电图诱发电位监测。

（二）体位

将患者俯卧于可透视放射线的手术床上，所有骨性突出部位都需要使用护垫保护。令其腹部应悬空，以减少腹腔内和硬膜外压力，从而减少椎管出血。

（三）显露

背部常规进行消毒铺巾。使用标准的腰椎后路正中切口，在棘突上做一纵行切口，切开皮下组织至骶棘肌，在椎板上完成双侧骨膜下剥离。基于术中侧位片或前后位片检查确定手术水平，然后放置深部拉钩，充分暴露后部结构。对于典型的$L_5 \sim S_1$腰椎滑脱，$L_4 \sim L_5$双侧小关节囊应被保留，暴露L_5横突和骶骨并清除软组织附着物，以备后续的植骨。

（四）仪器/设备/植入物

需要一个能使腰椎伸展的Jackson手术床或者具有相同功能的其他类型手术床。标准的腰椎手术暴露器械包括深部牵开器、各种咬骨钳、范围为$2 \sim 4$ mm的Kerrison咬骨钳。清理椎间盘间隙所需的仪器包括：直形、角形和环形刮匙，髓核钳，椎间盘铰刀和撑开器。此外还需要椎体融合器试模和椎间植入物；后路椎弓根螺钉器械，包括长尾万向复位螺钉（如需要）。

（五）椎弓根螺钉放置

先进行标准的椎弓根螺钉置入。置入头端和尾端节段的椎弓根钉（图4-2-1）。

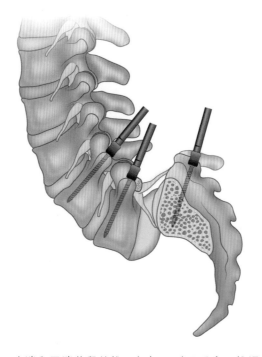

图4-2-1　先置入头端和尾端节段的椎弓根钉，对于重度腰椎滑脱可适当延长固定节段，一般建议置入长尾万向螺钉，以利于提拉复位

（六）复位原理

如果需要进行腰椎滑脱的复位，那么必须让患者清楚意识到可能存在的并发症。使滑脱的椎体回到解剖位有几种方法，包括通过相邻节段牵引实施复位或基于单节段的撑开和固定。重度腰椎滑脱可进行基于相邻节段的开放性复位，通过最初的广泛减压和暂时性牵张，在L_3和骶骨放置椎板钩，在L_4、L_5和S_1放置椎弓根螺钉。在头尾的椎板钩实施纵向撑开，然后通过椎弓根螺钉施加前后方向的平移力以获得前滑脱的复位，并可与$L_5 \sim S_1$椎间盘切除术相结合以利于复位。这些复位的力度需要缓慢地、逐步地施加，一旦椎间隙角度复位，那么不完全的滑脱复位也是可以接受的。然后进行椎间融合以稳定复位后腰椎位置。

另一个选择是通过在L_5和S_1处插入椎弓根螺钉（也可以在L_4处插入一个临时螺钉），通过提拉椎弓根螺钉来复位不太严重的滑脱；复位时可在椎间盘切除后与椎间隙撑开相结合，以增加复位的成功率。然后在$L_5 \sim S_1$进行单节段椎间融合。

（七）椎间融合

用骨刀或高速磨钻切除L_5下小关节突和椎板。游离的后路部位常可整块切除。在手术过程中，必须注意防止损伤峡部下方的L_5神经根。L_5神经根在椎弓根下走行，如果在腰椎滑脱和前移的情况下进入神经孔，就可能会明显伸长。S_1的部分上关节突被切除后可以留作植骨用。如果需要复位腰椎滑脱，则可用Kerrison咬骨钳扩大椎板/小关节切除范围，暴露L_5/S_1椎间盘，显露L_5出口根和S_1行走根，注意应以尽可能小的牵引力牵开神经根。在暴露椎间盘间隙的过程中，可能会遇到许多硬膜外和/或孔静脉丛出血，可以用双极电凝或其他止血材料来止血。

用15号刀片对椎间盘组织进行环状切开，然后用髓核钳和刮匙切除椎间盘（图4-2-2），并用锋利的刮匙切除终板软骨。椎间盘绞刀按从小到大的顺序插入椎间盘间隙并旋转以逐渐撑开椎间隙。这一步骤可以重建椎间盘高度，恢复矢状面平衡，并可有适当复位前滑脱的作用。如希望获得进一步复位，可在维持椎间隙撑开的情况下，在对侧螺钉上放置一根临时连接棒，通过复位工具进行提拉复位（图4-2-3、图4-2-4），然后锁紧对侧椎弓根钉螺帽，以维持复位后的位置。也必须小心，不要过度撑开椎间盘间隙，以免造成终板损伤、神经损伤或椎弓根钉松脱。在间隙内插入试模，以选择合适型号的椎间融合器。

用刮匙或骨刀打磨终板，冲洗椎间盘间隙，然后将移植物放置到椎间盘间隙中（图4-2-5）。移植物应填充于对侧和前方椎间盘间隙，选择的椎体融合器也应填充移植物。椎体融合器的位置应尽可能靠近椎间盘的中心。最后通过正位片和侧位片透视确认椎体融合器与椎间隙和神经孔位置关系。置入同侧椎弓根螺钉，然后放置连接棒并加压。

　　难复性的重度滑脱一般出现在L_5/S_1节段，其中椎间植骨面积不足的病例，也可以考虑经后方置入纵向贯穿S_1和L_5椎体的结构性腓骨段或钛笼（图4-2-6至图4-2-8）。

　　图4-2-8为一例重度L_5/S_1滑脱并向前旋转的病例。

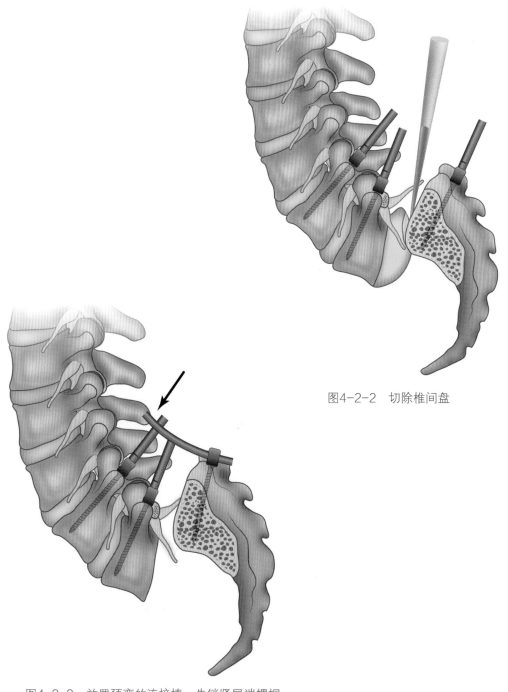

图4-2-2　切除椎间盘

图4-2-3　放置预弯的连接棒，先锁紧尾端螺帽

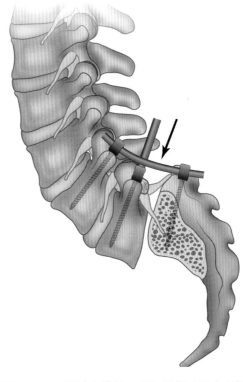

图4-2-4　通过头端拧入螺钉螺帽以逐步提拉
　　　　复位，部分复位滑脱即可

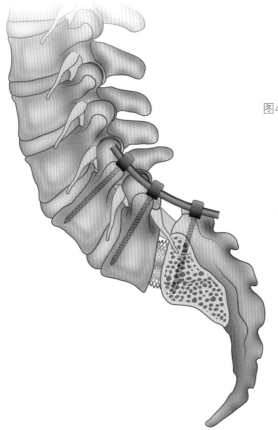

图4-2-5　达到预期复位后，植入椎间移
　　　　植物进行融合

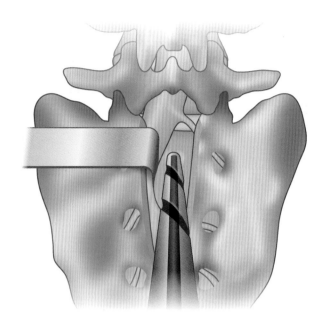

图4-2-6　从后方置入纵向贯穿S$_1$和L$_5$椎体的结构性植骨，入针点位于S$_1$椎体中线上

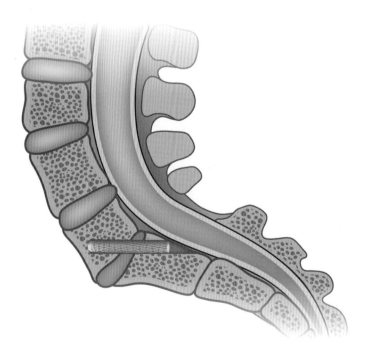

图4-2-7　从后方置入纵向贯穿S$_1$和L$_5$椎体的结构性植骨

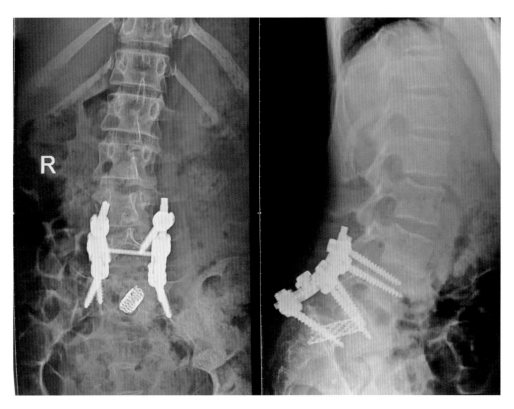

图4-2-8　重度L$_5$/S$_1$滑脱并向前旋转的患者，从后方置入纵向贯穿S$_1$和L$_5$椎体的结构性植骨

三、注意事项

在脊柱融合时，是否需要对滑脱复位是有争议的。对神经损伤的考虑是不建议进行复位的主要原因。据估计，脊椎滑脱手术中神经损伤的发生率为1.3%～3.1%，如果进行复位，那么神经损伤发生率将升至10%～15%。复位应缓慢进行，以避免神经根的急性牵拉，并确保复位前后有足够的神经减压。椎间融合器后移位和椎间孔狭窄是神经损伤的常见原因。当需要进行复位时，建议进行术中神经电生理监测，并应包括躯体感觉诱发电位、运动诱发电位和肌电图信号。如果术中出现神经损伤，应解除复位，重新探查神经根和神经管。如果术后发现神经损伤，则应立即行MRI或CT脊髓造影。如果未发现明显的神经根或马尾受压，且神经功能障碍较轻，就可以继续观察。但是如果出现严重神经功能障碍，则必须要考虑回到手术室解除复位。

第三节

腰人工椎间盘置换术

一、概述

（一）适应证

盘源性腰痛，椎间隙仍有活动度者。

（二）禁忌证

椎间已无活动度者，严重骨质疏松者，盘源性腰痛诊断不明确者。

二、操作步骤

（一）麻醉

采用气管内全身麻醉。

（二）体位

将患者仰卧于可透视的手术床上，将目标节段对准手术床的活动关节处，以进行标准的正侧位的透视。正位透视应在透视C形臂零度位置时获得，使棘突位于中线，两侧椎弓根对称。如果椎弓根不对称，则可通过调整患者的臀部高度，以获得标准的正位片。再将C形臂置于侧位透视位置，在责任椎间盘间隙的前方皮肤投影处做皮肤标记。如果有明显的椎间盘狭窄，那么术者可将受影响的节段放在手术床的关节处，降低手术床尾端，调整手术床为拱形，以打开椎间隙前部，利于进入椎间隙。在成功进入椎间隙并撑开椎间隙后，可调整手术床到中立位，以评估后椎间隙的宽度。

（三）显露

前方腹膜后或经腹腔入路进入到达腰椎椎前间隙，并且一旦暴露椎间隙，应通过正侧位透视片确定目标椎间隙。椎间盘的两侧、上部及内部要充分暴露。软组织结构应使用纱垫和自动拉钩进行保护，最好将自动拉钩固定于环形牵开器（图4-3-1）。椎间盘暴露后，通过正位透视确定椎体的中线。然后用电刀烧灼、骨刀刻痕或在上节椎体松质骨内置入螺钉来标记中线，螺钉应在前唇上方约5 mm处，以避免损伤终板。

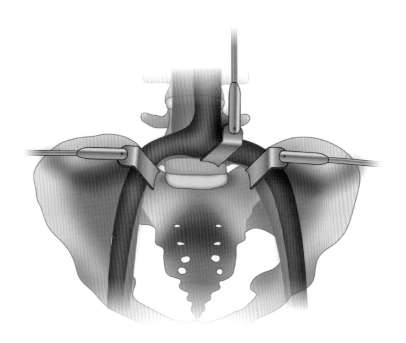

图4-3-1　牵开腹主血管分叉和两侧髂总血管，
完成椎间盘显露

（四）椎间盘切除术

　　完整的椎间盘切除术是保证有足够假体植入空间的关键。如果需要，在这一部分的手术开始前需行前环切开或环形切除术（图4-3-2）。建议用15号解剖刀或单极电刀在纤维环与终板交界处切开纤维环。男性应尽量避免用单极电刀，以减少逆行射精的发生率。如果选择行前环切开术，则使用中线进行H形切口以打开前环，中线纵行切开，然后将刀片侧转，向双侧沿着上、下纤维环附着点切开纤维环，直到与椎体宽度相同。两边各形成一个纤维环的纤维瓣，其可用于保护血管，用缝合线缝合纤维瓣两端，止血钳钳住线尾末端。在假体植入完成时，纤维瓣可以使用1号可吸收缝线缝合，但目前没有证据能证明其具有任何生物力学优势。

　　纤维环切开后，用终板刮勺剥离软骨终板。注意不要破坏软骨下骨，以防止植入物下沉。椎间盘由前向后逐渐切除。此外，椎间盘切除时，应横向扩大以暴露椎体周缘皮质骨，但要保证纤维环外侧壁完整（图4-3-3）。

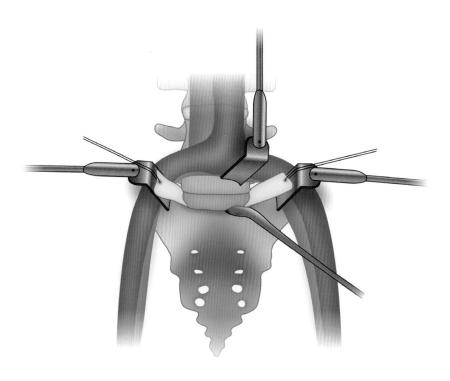

图4-3-2　牵开纤维环前部，可保留纤维环瓣，用于
　　　　　后期缝合，以增加稳定性

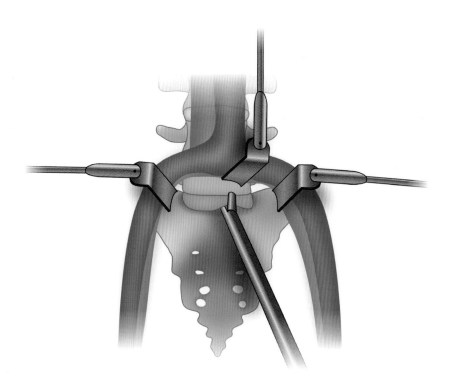

图4-3-3　切除椎间盘

（五）修整终板/椎间盘间隙撑开

当椎间盘切除后，使用椎间隙撑开器按从小到大的顺序进行渐进撑开。为了使椎间隙后部更容易被看见，可以将一颗弹头形撑开器放在间隙的对侧。椎间关节松解的最后一个步骤是移除纤维环后部和后纵韧带。因为切除后环和后纵韧带后可能会发生硬膜外出血，因此应最后实施。切除纤维环后环可释放椎间盘间隙并使椎间盘高度得以良好恢复，但并不总是需要切除后纵韧带，除非需要额外的松解或必须探查挤压移位的椎间盘碎片。后纵韧带切除分为3个步骤：第一步，用一个向上弯曲的小刮匙自上而下将后纵韧带从椎体后缘剥离下来。第二步，用一个大小合适的Kerrison咬骨钳，将后纵韧带从一侧切除到另一侧。注意，这一步骤可发生硬膜外出血，如果确实发生出血，用少量浸泡过凝血酶的可吸收明胶海绵就能充分控制出血。松解的目的是以两个手指的力量即可以操作一个椎间撑开器分开椎间隙。如果椎间盘高度明显下降，常规松解的松解度就不能令人满意，则需要采用第三步：椎间隙撑开。David平行撑开器是另一个有用工具。这个工具有两个型号，即2号和4号，置入能放进椎间隙最大尺寸型号的撑开器。接下来，通过在终板之间插入撑开器头端，挤压牵引器渐进牵引。如果椎间隙仅能勉强置入直径为8 mm或9 mm弹头形撑开器，椎间隙的撑开难以恢复椎间隙的正常高度时，应放弃继续撑开，进行椎间融合。

（六）终板准备和假体植入

保留软骨下骨终板的完整性是很重要的，特别是当术前MRI显示椎体终板有Schmorl结节或其他改变时。如果终板过度凹陷，那么可以使用剃刀或刮匙稍微平整终板的任何不规则区域，尽可能多地保留骨性终板。必须注意不要损坏椎体的骨性终板，其能为假体植入后的机械稳定提供坚实的基础，并减少下沉的可能性。根据试模选择合适大小的假体，尽量选择更宽的假体植入，以增加与上下终板的接触面积，减少下沉的风险（图4-3-4）。

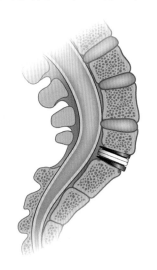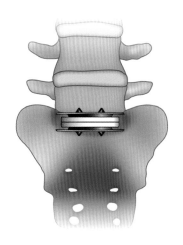

图4-3-4　假体植入后，维持良好的椎间隙高度；尽量选择更宽的假体植入，以减少终板应力和后期下沉的风险

三、注意事项

该手术常见的并发症有如下几种。

（一）假体的移位

假体移位是一个可能导致重要血管神经损伤的严重并发症，而人工椎间盘置换术的一个潜在并发症就是假体向前或向后移位。向前移位更易发生于椎间盘间隙成角更加明显的 $L_5 \sim S_1$ 平面。为了减少移位，CHARITE假体在两个终板的前后边缘各用三颗齿固定。已有少量的移位病例见诸报道。另一个减少移位的方法是在植入物上覆盖一层促进成骨的材料。CHARITE假体有上、下终板为覆盖羟基磷灰石的钛金属。在一项涉及7只狒狒的研究中，研究人员调查了这种表面的成骨现象。在6个月时，组织病理学评估发现植入物在终板中有良好的骨生长。约48%的终板面积有成骨，且大于髋关节和膝关节的植入物。作者认为，高成骨率与脊柱植入物的轴向压力有关。

（二）磨损

基于髋关节和膝关节置换的经验，有人担心聚乙烯芯可能产生有害的磨损碎片。然而，脊柱的大小、负荷、运动程度和运动方式与髋关节或膝关节有很大不同。在一项使用CHARITE假体进行人工椎间盘置换后的狒狒研究中，6个月未发现磨损碎片的迹象。Mcafee，Serhan等人用美国材料与试验协会标准对CHARITE假体进行生物力学试验发现，这些植入物在被测试了1000万个周期，移动7.5°时，产生很小的磨损碎片，而植入物的高度仅损失0.2 mm。目前，欧洲已提供了至少10年的随访记录，没有发现与磨损碎片有关的重大问题。

（三）其他已报道的并发症

植入CHARITE假体的入路和前路椎间融合相同，因此该术式和入路相关的并发症很类似。最严重的并发症是血管损伤。同时也有神经系统损伤、输尿管或交感神经损伤的可能性，有时还会导致逆行射精。同时也有和植入物相关的并发症。一项Ooji等人描述人工椎间盘置换并发症类型的研究表明，大约有500例病例中报道了一系列约27个并发症，并发症发生率为5.4%。他们报告的并发症类型包括假体移位，聚乙烯髓核周围的断丝，勃起功能障碍，血肿，关节突关节病，邻近节段退变，植入物节段的自发性融合、下沉、前移，移植物磨损，以及手术节段过度前凸。正如Mcafee在写给Van Ooji文章的信中所讨论的，在一系列并发症中只有两个与移植物相关的病例，这两个病例在10年时间里植入物发生了缓慢前移。其他的并发症主要是出于患者选择不良或者手术技术的原因导致，例如用了较小的植入物导致沉降。

第四节

腰椎侧方融合术

一、概述

当融合腰椎时，经侧方去除椎间盘，仔细处理软骨终板后，用一个前凸的椎间融合器装载植骨材料，然后放置在骨性终板间，即腰椎侧方融合术。侧方融合器有助于矫正畸形，抵抗下滑，提高腰椎稳定性。相比PLIF、TLIF或ALIF，大的侧面融合器明显是更为"理想的融合器"。即使没有额外的固定，该融合器横跨两侧皮质边缘同时保留前纵韧带，为其提供了最好的支持、最大的植入体积和最稳定的前柱。插入和放置的标准方法也是在不破坏正常解剖结构的情况下从纤维环两侧通过。在此，经腰肌到达纤维环侧面是否是最好的途径之一尚需更多的验证。

腰大肌非常强壮，且布满神经，这意味着安全导航需要昂贵的高科技设备。目前经腰大肌间隙手术的数量并未呈爆炸式增长，是其临床尚具有局限性最好的证明，但如果我们能够在无须复杂的经腰大肌操作就可达到同样（或者更好）的临床疗效呢？

这一章描述了另一种外科手术方法——ATP，即在不穿过腰大肌的情况下，将同样的侧向融合器穿过脊柱外侧纤维环以正确的角度植入椎间隙，而且可以在没有神经电生理检测的情况下顺利达到L_4/L_5间隙。该技术并不等同于OLIF25™，OLIF25™是美敦力的一个商标，他们的技术与ATP有相同的解剖入路但使用特定的仪器、技术和原理。ATP、OLIF25™和OLIF51™统称为斜侧方入路。

由于ATP在L_4/L_5及以上节段最有价值，本章将详细介绍这类外科手术。L_5/S_1需要特殊的仪器和技术，本章会对此做简要介绍。

（一）适应证

基本同经腰大肌侧方入路融合术，包括退行性椎间盘疾病、节段不稳定和$L_1 \sim S_1$的腰椎滑脱，需行椎体间融合术；累及椎体的肿瘤，需行椎骨切除术。

（二）禁忌证

既往有手术入路侧的腹膜后病灶/手术史。

二、操作步骤

（一）设备

手术床必须是可透过射线的。一般不需要像经腰大肌入路那样需要中间可折弯的手术床，但当ATP入路斜向越过髂嵴时，偶尔会用到中间可折弯的手术床。

从始至终都需要C形臂机。高效使用C形臂能让手术更加顺利进行。在每个不同水平，都应该对脊柱重新成像并调整到标准的前后位和侧位透视。

快速鉴别解剖结构是腹膜后手术安全有效的关键因素之一。强烈建议采用额外的光源和放大镜，以让小切口手术进行得更容易。

使用头戴型放大镜是常规操作，但在减压对侧椎间盘突出的椎间孔时应使用术中显微镜。在这种情况下，患者向有椎间孔型椎间盘突出一侧侧卧（即有右侧椎间孔型椎间盘突出症的患者采取右侧卧位）。

术中不需要神经电生理监测，以使肌肉保持放松，更容易牵开。

（二）体位

体位和胶带固定与经腰大肌入路没有区别。将患者摆放于侧卧位。轻轻地弯曲髋关节以放松腰大肌和股神经以便牵开。保护所有有可能受压的部位，包括中间放置有枕头的两膝。绑扎骨盆和最上面的髋关节和股骨以稳定骨盆和脊柱。折叠手术床形成腰桥并非常规性操作，但其可以帮助拉紧皮肤，提升肋骨，或者在从脊柱侧弯患者凹侧入路时使用。在捆绑固定胸部前需行正位透视以确定要进入的水平节段没有发生旋转。然后通过侧位透视调整目标椎间盘，升高或降低手术床头使其垂直于地板。标记椎间盘在侧面和腹侧的投影。

该入路通常采用右侧卧位（左侧向上），这样无须牵拉血管即可显露，但向右侧凸的脊柱侧弯患者也可采用右侧向上的体位进行多节段手术。从任何一边接近脊柱都是可行的。这种微型开放技术的优点是同样适用于右侧和左侧进入。相比于美敦力OLIF25™（其配套缆线和套管并不适合用于右侧），该技术更有优势。这种微型开放技术需要识别路径中的解剖结构以确保入路安全；左侧结构很简单，但是在右侧，需要识别下腔静脉（inferior vera cava，IVC）并加以保护。

（三）切口

在L$_4$/L$_5$，手术路径是通过腰大肌和左侧髂总血管之间的自然间隙接近椎间盘。皮肤切口的1/3应该在椎间盘前投影线以下，2/3在前投影线以上的位置。对于L$_4$/L$_5$，这通常在髂嵴前上方约20 mm处。1~2个节段的手术可以在一个60 mm皮肤切口内利用松弛的腹壁所形成的滑窗顺利完成。3~4个节段的手术可能需要较长的皮肤切口，但在脊柱侧凸病例中切口通常很小。超过2个节段的手术须使用相同的皮肤切口，但通常在扩张分离腹外斜肌后应将更深层的肌肉分别分离出2个间隙。

（四）显露

将所有肌肉都沿肌纤维方向作钝性分离。通常可在腹内斜肌下方看到并牵开髂腹下神经或髂腹股沟神经。尽量从侧面打开腹横筋膜以避开腹膜，在薄层处则要特别小心。如果此时移开自固定牵开器，那么通常可以用指尖通过脂肪感觉到腰大肌，这为钝性分离直接地指示了正确的方向。用拉钩将腹膜后脂肪向后拨开，把原先在后外侧的腹膜后脂肪（包括腹膜和输尿管）垂直向前内侧推，直到腰肌进入手术视野（图4-4-1）。

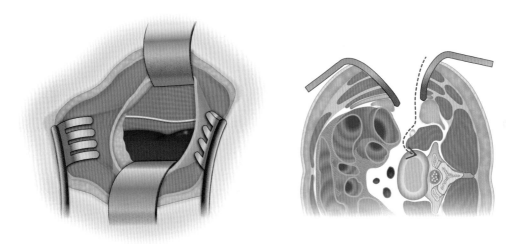

图4-4-1　将所有腹壁肌肉沿肌纤维方向作钝性分离，牵开髂腹下神经或髂腹股沟神经；将腹膜后脂肪（包括腹膜和输尿管）垂直向前内侧推，直到腰肌进入手术视野

腹外侧壁的肌肉和盆腔壁的肌肉不应剥离干净，因为有损伤在腹壁的腹膜后间隙行进的皮神经的风险。同样地，应保持腰大肌筋膜完整，因为它保护并保留了位于其前表面的生殖股神经（genitofemoral nerve，GFN）。GFN常与腰大肌一起出现并回缩。

在这个阶段，用手持式牵开器将GFN和腰大肌轻轻向后牵开，并沿着腰大肌的前方小心地牵开并暴露脊柱。要注意腰大肌可能会在侧卧位时遮挡脊柱，所以要紧贴它前方靠近脊柱。

为了显露脊柱，需要通过腹膜后脂肪和筋膜，在腰大肌内侧进行轻柔地解剖分离，将腹膜和其表面的输尿管牵开，横向通过大血管。

使用一个单叶L形Curvy™牵开器（可伸缩牵开器，产地为澳大利亚悉尼），在背面牵开腹膜后脂肪，同时使用一个单独的、直的手持牵开器来牵开腰大肌，注意保护血管，显露椎间隙（图4-4-2）。

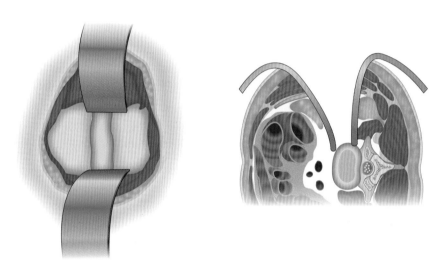

图4-4-2　以手持牵开器牵开腰大肌，注意保护血管，显露椎间隙

用一个长而平滑的剥离器和Yankauer吸头分离血管和腰大肌之间松弛的脂肪结缔组织，显露脊柱、椎间隙、交感干和节段血管，有时还需要打开筋膜。在这个阶段，其他解剖包括淋巴管、淋巴结、小的桥接血管和微小的神经分支可能还无法辨别。

在L4/L5椎间盘下方可见髂腰静脉。在脊柱上，可以看到前纵韧带（ALL）的纤维。通过感觉突起或X线检查可以节省确定椎间盘的时间。在这个区域需集中注意力，因为偏离路径可能会损伤节段血管。将Curvy™牵开器放在椎间隙中间，"腿"放在椎间盘上方，"脚"放在椎体侧前方，注意保护下方的髂腰静脉。Curvy™固定螺钉插入目标椎间盘内进行临时固定。

最内侧的腰大肌附着在椎间盘的边缘，用Cobb剥离子将其分离，以牵开更多的腰肌。然后用电刀切开椎间盘，切到前纵韧带后面20~25 mm处。腰大肌向后牵开的范围不应超出纤维环切口过多，避免腰丛受压。

交感神经链通常可以通过分离交通支来向中线牵拉。在这个阶段，随着腰大肌的牵开和终板的确定，通过将叶片重新定位到交感神经干的外侧，并将其固定螺钉位置向下稍移动，以插入L5椎体来固定叶片，从而改善最初在椎间盘上用Curvy™拉钩牵开的情况。内侧叶片通常靠近前纵韧带的后缘。

　　然后进行侧位X线检查以确定后侧牵拉的限度，牵拉到大约椎体中部就可进行椎间盘的准备，再根据需要进行调整。为了椎间盘准备完全和对侧的松解，需要稍牵开腰肌。现在这两个牵开器，Curvy™牵开器和手持牵开器都很稳定，无须固定在手术床上。如果可以看到髂血管，也应置于内侧牵开器叶片的保护下。L₅的髂腰静脉通常位于椎体中部，很少覆盖椎间隙，如果覆盖椎间隙则可以用血管夹结扎。在经侧前方入路处理L₅/S₁椎间隙，或者处理L₄/L₅椎间隙遇到高跨的髂腰静脉时，通常会在放置牵开器、牵开髂总静脉前游离并结扎髂腰静脉。要注意侧位和斜位入路显露的髂腰静脉较长，使得结扎比仰卧位的L₄/L₅ALIF手术更容易。

（五）椎间盘切除和软骨终板准备

　　这一阶段的手术和经腰大肌入路手术是一样的，除了外科医生需要时刻注意保持工具倾斜外，还应注意通过纤维环时过度插入而可能进入椎间孔甚至椎管的情况。骨赘可以通过咬骨钳移除。最初的椎间盘切除术用大的垂体咬骨钳和椎间盘刮匙进行（图4-4-3、图4-4-4）。Dingo器械的形状使外科医生能保持与脊柱垂直工作，因为其手柄和仪器的末端在同一条线上。偏移（狗腿）起到避开髂嵴的作用。

　　将Cobb剥离子放置于椎间隙，在正位透视下，穿透对侧纤维环和骨连接部位。

　　在完成椎间盘切除术并采用椎间盘撑开器后，斜位路径还可以直接观察硬膜囊和对侧椎间孔，以便在直视下进行减压。这种深度应轻柔使用垂体咬骨钳。小心切除椎间盘并处理终板，以确保完整切移椎间盘（避免将椎间盘碎屑推到对侧）并保持骨性终板完整。

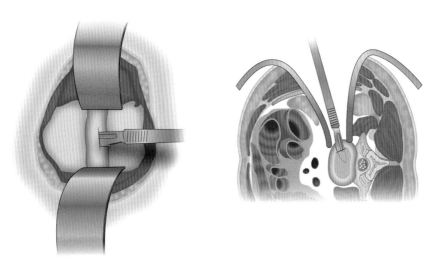

图4-4-3　切开椎间盘时，需要时刻注意工具是倾斜的，还需要注意通过
纤维环时过度插入而可能进入椎间孔甚至椎管的情况

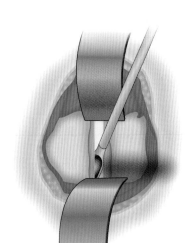
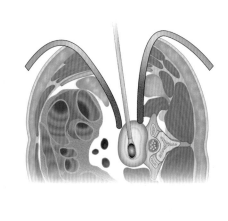

图4-4-4　处理终板，刮除软骨终板

（六）松解前纵韧带

在此阶段的选定病例中，可以用窄的牵开器小心缓慢地通过下腔静脉下方的脊柱前面来到达前纵韧带前方，以使其更充分地暴露出来。

在直视下可以用一个长叶片来分离前纵韧带，叶片始终指向椎间盘。这个操作需要经验、胆量和技巧。

（七）插入椎间融合器（cage）和钢板

Dingo设计的植入器允许一个标准的外侧cage或前凸型内植物通过椎间隙植入，从而覆盖双侧皮质终板（图4-4-5）。

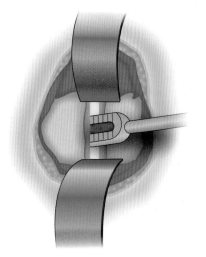
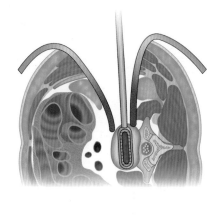

图4-4-5　置入椎间融合器

与传统的经腰大肌入路一样，这种位置的侧位cage对于冠状位矫正、侧方滑脱复位、恢复椎间孔高度以及脊椎滑脱的纠正都非常有效。

在特定的病例中，将相同的窗口放置在四孔前侧钢板上作为cage的补充，从而无须再进行后方固定。需要注意的是，患者必须有良好的骨密度和足够的脊柱前凸，并且椎间孔高度恢复良好。一般最好只做1~2个节段。骨性终板应完好无损。这种结构在生物力学上非常类似于标准的ALIF结构。没有任何固定的单纯植入cage还需要进一步评估。

对于2个节段的手术，可以通过同一切口进入第2个节段，重复同样的步骤。对于较高的腰椎水平，可以在切口的上部再次在腹外斜肌肌纤维上进行第2次分离。对于脊柱侧凸或多节段手术，可以先做最上一水平节段，这样可能更容易避免它进一步上移到肋骨下方。

图4-4-6为一例采用OLIF的病例术后影像学资料。

（八）L$_5$/S$_1$节段

L$_5$/S$_1$也可以通过这种方式入路，但更为复杂，不仅因为这个层面需要结扎髂腰静脉，而且向内牵拉左侧髂总静脉之前需要进行静脉解剖和游离，以便置放合适的椎间融合器。

另一种侧卧位进入L$_5$/S$_1$椎间隙的方法是通过大血管下方分叉。来自美敦力公司的

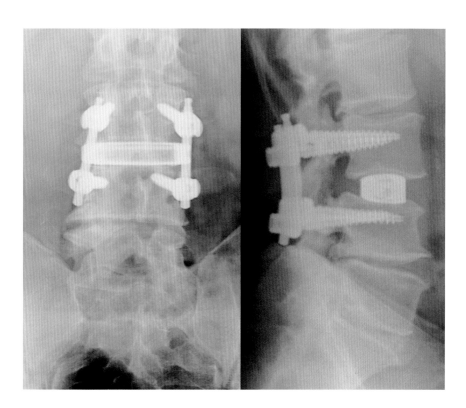

图4-4-6　L$_3$/L$_4$行前路微创椎间融合联合后路椎弓根钉内固定术

OLIF51™方法是基于类似于标准ALIF，使用与OLIF25™不同的牵开器通过血管分叉的微开口入路。接近L_5/S_1椎间盘间隙的最佳技术取决于操作者（也可能是患者）。然而，无论采用哪种技术，暴露程度通常都不如采用仰卧位的ALIF。但是如果不需要完整显露椎间盘间隙，仅是在L_5/S_1的椎间隙提供前柱的支撑和融合作为多节段固定和融合（包括椎弓根螺钉）的一部分的话，那么这种入路联合其他节段的斜入路手术是非常有用的，一个切口即可完成。

三、注意事项

该手术常见的并发症有以下几种。

（一）血管损伤

理论上讲，在ATP手术中存在血管损伤的风险。然而，左侧入路通常没有血管结构，在MRI上可以清楚地看到自然通道，这使得不进行任何血管剥离的入路成为可能。在Davis的论文中，左腰大肌和血管之间的平均间隙为15 mm（没有腰大肌收缩）。然而，外科医生应该具有辨识并且使髂腰静脉游离的技术，因为其少数可能会覆盖在L_4/L_5椎间盘上。L_4/L_5的ATP入路相比ALIF入路，无须分离和牵开血管是其主要优点，特别是在老年患者中。相比之下，进入L_5/S_1椎间隙，走行在腰大肌前方和血管外侧需要与行L_4/L_5ALIF相同程度的血管专业知识和技能。

（二）神经损伤

必须松解交感神经干，这样便能很好地承受牵开器叶片的牵拉，即使有影响通常也只会使受影响侧的腿部温度升高，而患者一般不会注意到这一点，不适感会在12周内消退。但在年轻患者（尤其是女性患者）中，交感神经切除会导致单侧肢体肿胀和更多不适。

生殖股神经是面临损伤风险最高的感觉神经。在腰大肌上，紧靠腰大肌牵开器叶片下的生殖股神经损伤可引起腹股沟神经痛。小心放置手持牵开器叶片，注意保留腰大肌筋膜，控制腰大肌牵开的时间，保持牵开器的稳定性，这些都有助于降低神经损伤的可能性。